疲労とはなにか

すべてはウイルスが知っていた

近藤一博　著

ブルーバックス

カバー装幀　芦澤泰偉・児崎雅淑
カバーイラスト　はしゃ
本文デザイン　齋藤ひさの
本文図版　さくら工芸社

はじめに

疲労についての研究は日本が世界で最も進んでいる、その証拠に「過労死」は英語でも“Karoshi”のままで通用する、という話が、疲労に関する本にはよく書かれています。

これは本当の話なのですが、だからといって決して、日本の疲労研究が非常に進歩しているというわけではありません。

世界の疲労研究が、とても遅れているのです。

その原因は、欧米では「疲労」のとらえ方が日本とは根本的に違うことにあります。

日本では、いわゆる〝ブラック企業〟で休みもなく働いて、その結果として過労死する、ということが日常的に起こっています。このため日本では、過労や疲労は社会的な大問題として広く認識されています。疲れているのに無理をして働いている人が病気になったり過労死したりするのを防ぐことは、とても重要な問題だと考えられています。

ところが欧米では、まず「疲れているのに頑張って働く」ことは、よいことだと思われていません。効率の悪い、愚かな行為だと思われているのです。そのため、欧米の人は疲れたときは休んで、仕事の効率を上げようと考えます。疲れているのに無理をして働いている人は、

「自己管理のできないだらしない人」だと解釈されます。日本で「頑張っている誠実な人」だと解釈されるのとは大違いです。だから欧米では、疲労の問題は「自己管理」や「労働管理」の問題とされ、医学的には重要視されてきませんでした。

これが、世界的に疲労の研究が遅れている理由です。

それでは欧米にならって疲労研究を軽視してよいかというと、そんなことはありません。

ふだんの仕事の疲れや運動の疲れに限っていうと、欧米人の考え方は正しいでしょう。しかし、疲労が怖いのはその先です。

さきほどから「過労死」とあたりまえのようにいっていますが、過労死の原因の1番目に挙げられるのは、うつ病による自殺です。

ちょっと、ゾッとされたのではないでしょうか?

そして、もうひとつ。

世界を震撼《しんかん》させた新型コロナウイルスは、その深刻な後遺症も問題になっています。うつ症状や「ブレインフォグ」と呼ばれる認知機能の低下などの症状に悩む患者は、世界中で数億人もいると言われています。じつは、これらの新型コロナ後遺症における最大の問題は「疲労」にあると考えられています。このように脳の機能にも重要な影響がもたらされる点が、疲労のおそろしいところなのです。

いま、欧米の科学者たちも、新型コロナウイルスの影響もあって、ようやく疲労の問題に真剣に取り組むようになってきました。われわれ日本の研究者は、これまでに欧米の学者が油断しているうちに蓄積してきたアドバンテージを生かして、疲労研究をリードしていきたいと考えているのです。

と、こうした裏の事情をお話ししてしまうと、「だったら疲労のことを勉強するのは、もう少し世界全体で研究が進んでからでもいいや」と思われる方もいらっしゃるかもしれません。でも、それではせっかくのチャンスを逃すことになります。

経験のある方はご存じだと思いますが、何かを勉強しようとする場合、その分野の研究がはじまった初期から見ることができるのは、とても幸運なことです。その分野では何が問題だったのか、それはどのように解決されていったのかを、生のまま、リアルタイムで鮮明に見ることができるからです。研究が完成してからでは、記憶することばかり多くなりすぎて、何が本質なのかを見極めることが難しくなってしまいます。

本書では、いままさに疲労についての「生《なま》の研究」が進行しているさまを皆さんにお伝えしたいと思っています。

私はこれまでに、疲労、うつ病、新型コロナ後遺症の研究にたずさわってきました。本書ではこれらの研究を通じてわかってきた最新の知見を通して、疲労が生じるメカニズムや、うつ病との密接な関わりなど、疲労の全体像を明らかにしていきたいと思います。

東京慈恵会医科大学　ウイルス学講座　教授　近藤一博

疲労とはなにか◆目次

第5章　ついにすべてがつながった　185

第6章 人類にとって疲労とはなにか

序章　疲労を科学するには

疲労はさまざまな病気の原因ともなる医学上の重要問題です。では、疲労の問題を解決するために、まず必要なことは何でしょうか？

それは、疲労を科学的に扱うことです。

「疲れても気合でなんとかなる」という日本的な根性論でも、「疲労は自己管理ができていれば問題にならない」といった欧米的な疲労軽視でもなく、疲労というものの実体をしっかりと科学的にとらえて、医学の対象として研究することが必要です。

それでは疲労の実体を科学的にとらえるためにはどうすればよいのでしょうか？

「疲労」と「疲労感」は違う

一般的に使用される用語である「疲労」には、2つの意味が含まれています。疲れたという感覚である「疲労感」と、疲労感の原因となる「体の障害や機能低下」です。

このうち、科学の対象としやすいのは、後者のほうです。なぜなら現在の科学はまだ、前者の「感覚」を扱えるほどには発展していないからです。「物質」を見ることでとらえられる体の障害や機能低下ならば、科学、とくに分子生物学といわれる分野が得意としているからです。だから疲労を科学として扱うには、まずは疲労感の原因となる「体の障害や機能低下」

を、分子を介してとらえることになります。

ちなみに日本の研究者の多くは、「疲労感」と「疲労」をしっかりと区別しています。テレビで栄養ドリンクの宣伝を見ていても、誠実な製薬会社のCMは、「疲労感を減少させる」ときちんと言っています。「疲労を減少させる」と言うと、誇大広告になるということがわかっているからです。

これに対し、英語で疲労を表す「fatigue」という単語は、ほとんど「疲労感」の意味しかなく、欧米の研究者は「疲労感」と「疲労」を区別しているようには見えません。

この点を見ても、日本の疲労研究は世界を一歩リードしているように思われます。

つけ加えておきますと、本やネットなどで疲労についての文章を読むときは、「疲労感」と「疲労」が区別して使われているかどうか、「疲労」という言葉が本来の意味で使われているかどうかを見きわめる必要があります。区別されていない場合は、書いている人が専門家ではない、専門家が書いてはいるが言葉が煩雑になるのを嫌ってあえて区別していない、海外の文献の翻訳である、などの理由が考えられます。また、悪質な宣伝文句では、このあたりの曖昧《あいまい》さをわざと利用している場合もあるので要注意です。その手口としては、「疲労に○○○！」などと「疲労」という言葉をうたうだけで効くとも効かないとも言わないものや、「個人の感想です」などと、根拠をぼやかすものが典型的です。

なお、「疲労感」のなかでも、とくに気分などの精神的な要素が強い場合には「倦怠感《けんたいかん》」という言葉を使います。

疲労を客観的に測定するのは難しい

ほとんどの科学研究において、「量を測定する」という行為はとても重要です。量が測れないと、「○○が原因で■■が増加した」といったことが言えなくなり、ある現象が起こった原因を究明することができないからです。

疲労の研究でも、そのことに変わりはありません。ところが、どれだけ疲労しているか、疲労の程度を測定することは、簡単ではないのです。

疲労の測定が難しい理由の第一には、ここでも「疲労」という言葉の定義の曖昧さが挙げられます。つまり、「疲労」を測定しているように見えて、「疲労感」を測定していることがあるのです。

たとえば、疲労感の測定法として代表的なものにVisual Analogue Scale（ＶＡＳ）を用いた方法があります（図０－１）。これは、まったく疲労感がない場合をＶＡＳ０、これまでに

疲労感VAS(Visual Analogue Scale)検査の記入方法について

VAS検査は、あなたが、今、感じている疲労感を、水平な直線上に×で示す検査です。
必ず、下記注意事項をお読みになり、検査方法を理解した上で次頁の検査用紙にご記入下さい。

〔検査方法〕

あなたが、今、感じている疲労感を、直線の左右両端に示した感覚を参考に、直線上に×で示して下さい。(線や枠の外に×をつけることはできません)

直線の左端：これまで経験したことのないような、疲れを全く感じない最良の感覚
直線の右端：これまで経験したことのないような、何もできないほど疲れきった最悪の感覚

疲れを全く感じない最良の感覚 ―――×――― 何もできないほど疲れきった最悪の感覚

〔記入上の注意〕

検査を実施する前に、必ず、以下の注意事項を読んでください。

(1)あなたの通常状態の疲労感が、直線の真ん中(中点)とは限りません。
あくまで、左右両端に示した感覚を参考にして、直線上に×をつけて下さい。

疲れを全く感じない最良の感覚 ――×―――― 何もできないほど疲れきった最悪の感覚

下図は、参考データとして健常者における普段の状態の平均値(黒色の部分)と広がり具合を示しています。

あなたが、今、感じている疲労感を、水平な直線上に×で示して下さい。

〔正しい記入例〕

正①30歳男性。今日はあまり疲労を感じないので、左寄り(①の位置)に×をつけた。
正②4週間後、インフルエンザで40℃の高熱を出し強い疲労を感じているので、右寄り(②の位置)に×をつけた。

疲れを全く感じない最良の感覚 ―×①―――×②― 何もできないほど疲れきった最悪の感覚

(2)この数週間、数日あるいは若い頃との比較ではなく、現時点での疲労感の評価をして下さい。

〔間違った記入例〕

誤③38歳男性。「今日は、普段と同じ状態なので」と、直線の中点(③の位置)に×をつけた。
誤④45歳女性。「少し疲れを感じているけど、1週間前に風邪をひいていた時と比べると楽だから」と、④の位置に×をつけた。
誤⑤65歳男性。「体調がよく疲労感は少ないが、若いころに比べるとやはり疲労感を強い」と、⑤の位置に×をつけた。

疲れを全く感じない最良の感覚 ―×④――×③――×⑤― 何もできないほど疲れきった最悪の感覚

→数週間、数日あるいは若い頃との比較ではなく、左右両端に示した感覚を参考に今の絶対的な感覚で評価をして下さい。

(3)疲労感は、個人によって感じ方が異なります。
他人と比較せず、あなたが今、感じている疲労感を直線上に×で示して下さい。

〔間違った記入例〕

誤⑥52歳男性。「自分よりいつも元気なAさんがこの位置だから」と、それより疲労感の強い⑥の位置に×をつけた。

疲れを全く感じない最良の感覚 ―――×Aさん――×⑥― 何もできないほど疲れきった最悪の感覚

→他人との比較でなく、左右両端に示した感覚を参考に今の絶対的な感覚で評価をして下さい。

図 0-1　疲労を測定するVAS

日本疲労学会が作成した「全体的な疲労感」に関する質問用紙。疲れをまったく感じない最良の感覚を0、何もできないほど疲れきった最悪の感覚を10として、×印がつけられた位置で疲労感を判定する。ほかに「精神的疲労感」「肉体的疲労感」など、質問を細かく分けたものもある。VASはあくまでも個人の感覚なので、特定の人の日々の変化や、何らかの疲労負荷や栄養成分投与などの前後での変化を調べるのに適している

経験したことがないような「最悪の」疲労感をＶＡＳ10として、現在の疲労感を被験者が自分で見積もり、印を線上につけるというものです。この方法は、同じ人の疲労感の変化を知るには適していますが、ＡさんのＶＡＳ６とＢさんのＶＡＳ６が同程度の疲労感を表しているという保証はどこにもありませんので、ＡさんとＢさんの疲労感を比べようとすると「私のほうがつらい」「いいや私のほうがもっとつらい」といった無意味な言い合いをしてしまうことにもなりかねません。

さきほど、「誠実な製薬会社」の栄養ドリンクのＣＭでは、疲労ではなく疲労感を減少させるとうたっているといいましたが、具体的にはこうした会社では、ＶＡＳを使って栄養ドリンクの評価をしているのです。疲労感についてしかわからない、ということを正直に宣伝しているわけですから、〝誠実な会社〟といえるのです。

繰り返しますが、「疲労感」と「疲労」は違います。「疲労感」は必ずしも「疲労」を反映しているわけではありません。そのことは、仕事でパソコンに向かっていると疲労感を覚えるけど、好きなゲームは長時間続けても疲労感を覚えないことでもおわかりいただけるでしょう。疲労感を測定しても、疲労の測定の代用にはならないのです。

疲労の測定を難しくしている２つめの問題は、同じ「疲労」という言葉を使っていても、たとえば「仕事の疲労」と「筋肉の疲労」ではまったく異なっているということです。

筋肉の疲労は、筋力の低下が測定できればよいので定量化が簡単です。何度か筋肉を収縮させて、収縮力や収縮速度が低下したことを測定すればよいからです。しかし仕事の疲労は、筋肉の疲労とは異なる現象であることは少し考えれば明らかです。筋肉の疲労は仕事の疲労と違って、よほどひどい与え方をしないかぎり、過労によるうつ病や自殺を招いたりはしません。

また、視神経の疲労を測定する方法としてフリッカーテストというものもあります。神経細胞はＯＮ／ＯＦＦを繰り返すと反応性が低下します。これを利用して、視神経の疲労を測定するのです。精神疲労や仕事の疲労を測定しているわけではありませんが、簡便な方法なので、昔は疲労測定法としてよく用いられました。しかしこれも当然ながら、厳密には仕事の疲労の度合いを表しているわけではありません。

唾液中のウイルスで疲労が測定できた！

では、私たちが仕事をして疲れているとき、その疲労の度合いを正しく測定するにはどうしたらよいのでしょうか？

疲労の本を書いているのに意外に思われるかもしれませんが、じつは私は、大学ではウイルス学講座の教授をしています。専門はヘルペスウイルスです。

ウイルスの世界には、こんな格言があります。

「最も愚かなウイルスでさえ、最も優秀な学者よりも頭がいい」

これは、われわれ人間の体を棲《す》み処《か》にしているウイルスは、人間の体を外から観察することしかできない学者よりも、人間のことをよくわかっている、ということを表現したものです。

実際に、細胞の増殖のしくみや、遺伝子がどのようにタンパク質をつくるか、といった生命の根幹に関わる現象のメカニズムや、あるいは、がん遺伝子など、多くの重要な発見がウイルスの研究によって得られています。

そんなに賢いウイルスならば、疲労の研究にも利用できないものだろうか？

われわれの研究チームは、そう考えました。そして、その答えとして、「疲れるとヘルペスが出る」という現象を利用できることに気づいたのです。

唇にできる「口唇ヘルペス」というできものをご存じでしょうか。「熱の華」と言ったほうが、馴染《なじ》みがあるかもしれません。皆さんの周りにも、すごく忙しいときや風邪が長引いたときなどに、唇にかさぶたができている人がいるのではないでしょうか。

この現象は、ウイルスによって起こります。「単純ヘルペスウイルス1型」といって、ヒトに感染するヘルペスウイルスを代表するウイルスです。ヘルペスウイルスの仲間はとても種類が多く、ヒトに感染するものだけでも9種類あります。

一般的にヘルペスウイルスの仲間は、子供のころに感染して何らかの疾患を起こしたあと、宿主の一生涯にわたり、その体内に潜みつづけます。この状態を「潜伏感染」といいます。

潜伏感染しているヘルペスウイルスは、疲労など、何らかの刺激を受けると、再び増えはじめます。これを「再活性化」と呼びます。

つまり、「疲れるとヘルペスが出る」という現象は、潜伏感染していた単純ヘルペスウイルス1型が、宿主がひどく疲れたときに再活性化して、口唇ヘルペスという発疹をつくることによって起こるのです。

口唇ヘルペスがよく出る人のなかには、疲労との関係を経験的に知っていて「ヘルペスが出てきたからそろそろ休まないと」などと、口唇ヘルペスを疲労測定に利用している人もいます。

われわれはヒトに感染するヘルペスウイルスの中で6番目に発見された、「ヒトヘルペスウイルス6」（以下は「HHV-6」と表記します）に注目しました。

HHV-6は、ほぼすべての赤ちゃんに親や兄弟から感染し、突発性発疹を起こしたあと、

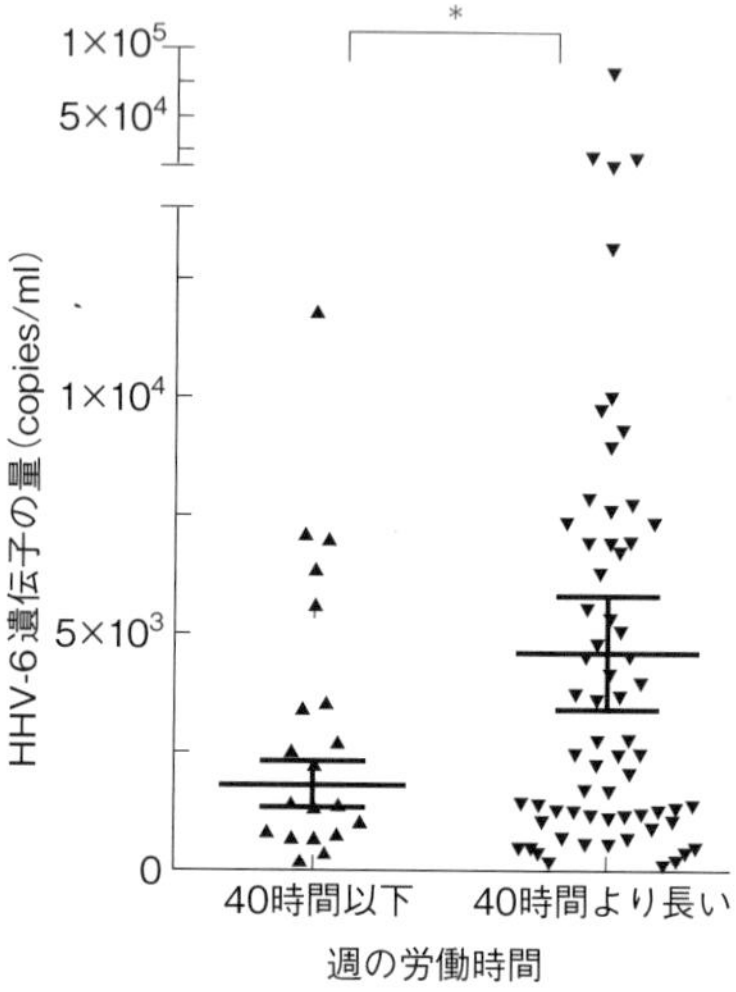

図 0-2　残業するとHHV-6が再活性化する

被験者を週の労働時間が40時間以下の人と40時間より長い人に分けて、唾液中のHHV-6の再活性化量（リアルタイムPCR法で測定したHHV-6遺伝子の量）を比べたもの。残業の有無によってHHV-6の再活性化量は明らかに変化している（ただし個人差があるので、絶対値としてではなく、何度か測定して疲労度がどう変化するかの判定に用いるのが正しい使い方である）

ほぼ１００％の人の体内で一生涯、潜伏感染を続けます。

われわれは、この潜伏しているＨＨＶ－６が、残業がしばらく続いた、といった中程度の疲労によって再活性化することを見出しました（図０－２）。再活性化したＨＨＶ－６は唾液中に放出されるので、唾液中のＨＨＶ－６の量を測定することで、人がどのくらい疲労しているかがわかる可能性があることに気づいたのです。

実際に、デスクワーカーの勤務、自衛隊の訓練、運動選手の練習や試合といった労働や訓練をした人の疲労の程度を調べてみた結果、それらによる疲労が、唾液中のＨＨＶ－６の量で測定できることがわかりました。この発見により、世界に先駆けて「疲労」を数値化することができるようになったのです注。

ここであらためて問題になるのが、このＨＨＶ－６を測定することが、本当は何を測っているのか？　ということです。さきほど、筋肉や視神経の疲労の測定は、仕事の疲労を測定していることにはならないとお話ししました。それでは、ＨＨＶ－６はどうなのでしょうか？

注

第2章まで読んでいただければわかるのですが、じつはこの方法で測定できるのは「生理的疲労」と呼ばれる疲労だけです。ここでは煩雑を避けて、単に「疲労」と呼んでいることをご承知おきください。ちなみに、ＨＨＶ－６による疲労測定法に関連して、ＨＨＶ－６によく似たウイルスであるＨＨＶ－７による疲労測定法もあります。ＨＨＶ－６にはない利点もある測定法ですが、これについては245ページの「補足説明1：ＨＨＶ－７による疲労測定」で説明します。

たしかにわれわれのこれまでの研究結果から判断すると、HHV－6の測定値は、実際の仕事や訓練などでの疲労を反映しているように見えます。しかし、本当にそうした疲労を測定しているのかどうかを明らかにするためには、そもそも疲労とは何を指すのかを、科学的に明らかにしなくてはならないでしょう。

そこで次章では、疲労の正体や、疲労が発生するメカニズムについてみていきます。

序章のポイント

- 疲労と疲労感は違う。
- 疲労の程度は、唾液中のHHV－6の再活性化を測定すればわかる。

第1章 生理的疲労とはなにか

1-1 疲労の実像

疲労というものを科学的にとらえるには、曖昧さを排除するために、「疲労」をきちんと定義することが必要です。ここでは、「疲労」という言葉について、もう少しくわしく説明していきましょう。

そもそも疲労感とはどのような感覚か

ここまであたりまえのように「疲労感」という言葉を使ってきましたが、そもそも科学的、生物学的には、疲労感とはどのような感覚なのでしょうか？

小難しい哲学めいた話をしようというのではありません。序章で述べたように「疲労」の実体とは「疲労感の原因となる体の障害や機能低下」ですので、疲労を科学的に研究するには、疲労感についての考察が必要なのです。

科学的研究、とくに医学的研究のために不可欠なのが、動物実験です。疲労を研究するために、われわれはマウスを使わせてもらっています。マウスには労働による疲労負荷を与えたり、睡眠不足による精神的疲労を負荷したりすることが可能だからです。

とはいえ、マウスは「疲れた」とは言ってくれません。顔を見ても疲れたような表情もしていません。それでも、マウスの「疲れた」を理解できないと疲労の医学研究はできないのです。しかしそれは、容易なことではありません。

そもそも「はじめに」でも述べたように、同じ人間でも、日本人と欧米人とでは「疲労感」がどのような感覚かはかなり違っている可能性があります。日本人には、仕事終わりに「きょうはよく働いた。疲れたけど気持ちいい」と感じる人は多いと思います。そんなときは周りの人との会話も「きょうは疲れたなあ」、「お疲れさま」「ご苦労さま」といったものになるでしょう。でも、欧米人はおそらくこんなふうには感じないはずです。少なくとも「お疲れさま」などと疲労していることをよいことのように誉める言葉はないと思われます。

同じ人間でもこんな調子なのですから、動物にも共通する疲労感となると、理解するのが大変なことはおわかりいただけると思います。

では、すべての人や動物にまで共通する「疲労感という感覚」とは、いったい何なのでしょうか？

その答えは、「休みたい」という気持ちです。

難しい言い方では「休養の願望」といいます。

「なんだ、あたりまえすぎて、肩透かしみたいだなあ」と思われた方もいらっしゃるかもしれません。しかし、この感覚こそが、日本人にも欧米人にも動物にも共通する「疲労感」であり、疲労感の定義なのです。

もう少し科学的な言い方をすると、過剰な活動によって体の組織に障害が生じているときに、脳にその危険を知らせてくれるのが「疲労感」という感覚です。

脳はこの感覚を感じることによって、無意識に活動を低下させます。

組織が障害されたことを知らせてくれる感覚が「痛み」であることはご存じでしょう。「疲労感」とは、障害される前にそろそろ危ないということを知らせてくれる感覚である、と考えることもできます。両者はともに「生体アラーム」と呼ばれる信号の一種とされています。

マウスの実験では、泳がせたり、滑車を回させたりしたときに、体のほうにはまだ余力があるのに、泳ぐ速度を弱めたり、滑車を回すのを止めてしまったりする現象が起こることで疲労感をとらえることができます。

そして、驚くべきことに、この「休養の願望」という性質は、生物学上は人類の原始的な祖先ともいえる「酵母」のときから、進化的に保存されているのです。そうです。お酒を造ってくれるあの酵母です。酵母も疲れると休むのです。

健康な疲労と病的な疲労

では、疲労感をもたらす原因となる「疲労」とは何でしょうか。疲労は、「生理的疲労」と「病的疲労」の2種類に大別されます。

仕事や運動などで発生し、1日休めば回復するような短期的な疲労を、生理的疲労といいます。

これに対し、何ヵ月も続き、少々休んだくらいでは回復しない疲労は、病的疲労と呼ばれます。病的疲労は強い疲労感が長く続くことが多いので、生活の質を著しく低下させます。しかも、病的疲労の中には原因や発症メカニズムが不明なものも多く、原因を取り除いて疲労感を減少させることが難しいのも特徴です。

病的疲労のなかで、最も発生する頻度が高いのが「うつ病」の疲労です。また、「慢性疲労症候群」という原因不明の慢性疲労も有名です。しかし、風邪をひいたときに感じる疲労のようなものは「病的疲労」には含まれません。普通の風邪であれば短期間で回復するからです。

これまで病的疲労は定義が曖昧で、どの点が生理的疲労と異なるのか、とらえにくい病態でした。「はじめに」で私は、新型コロナウイルスの影響で疲労の研究が進んできたと述べましたが、それは具体的には、この病的疲労に関する研究が進んだのです。

たとえば「過重労働がどのようにうつ病につながるのか?」といった問題や、「過労で自殺する人は、死ぬくらいならなぜ仕事を辞めないのか?」といった問題に対する答えも見つかってきました。

このあたりは第3章以降でくわしく解説していますので、もし急いで知りたい方は先にそちらをお読みいただいてもよいかと思います。

1-2 生理的疲労のメカニズム

疲労を定義し、客観的に測定することが可能になってきたことで、疲労を科学的に扱う準備ができました。では、疲労はなぜ生じるのか、この章ではまず、生理的疲労のメカニズムを科学的に解析していきましょう。

生理的疲労を感じさせるのは脳に働きかける「炎症性サイトカイン」

まず結論からいいますと「疲れた」という感覚、すなわち「疲労感」は、脳の中で生じます。そして生理的疲労の場合、それは、体内で産生された「炎症性サイトカイン」という物質が脳に入って、脳に働きかけることで生じるのです（図１－１）。

炎症性サイトカインとは、その名の通り、体内の末梢の組織（臓器や筋肉）で発赤（血流が増えて赤くなる）、熱感（熱を持つ）、疼痛（痛みがある）、腫脹（腫れる）などの「炎症」が生じたときに細胞から分泌される「サイトカイン」と呼ばれる小さな分子のタンパク質のことです。

炎症性サイトカインが産生される目的は、通常の場合は、炎症を起こす原因となるものを取り除くことです。炎症は微生物の侵入や出血による組織破壊によって起こることが多いのですが、炎症性サイトカインはマクロファージ（貪食《どんしょく》細胞）などの免疫細胞を集めて、外敵を攻撃し、破壊された組織を掃除する働きをします。簡単にいうと、異物を認識して除去する「免疫反応」を生じさせるのです注。

炎症性サイトカインが疲労感をもたらすことは、これまでに行われた多くの実験や臨床での観察から、確かなことだと考えられています。

たとえば、疲労感のもとになる筋肉の運動で炎症性サイトカインが産生される、疲労感が強いことで有名なウイルス性肝炎では肝臓で炎症性サイトカインが大量に生じる、動物のウイル

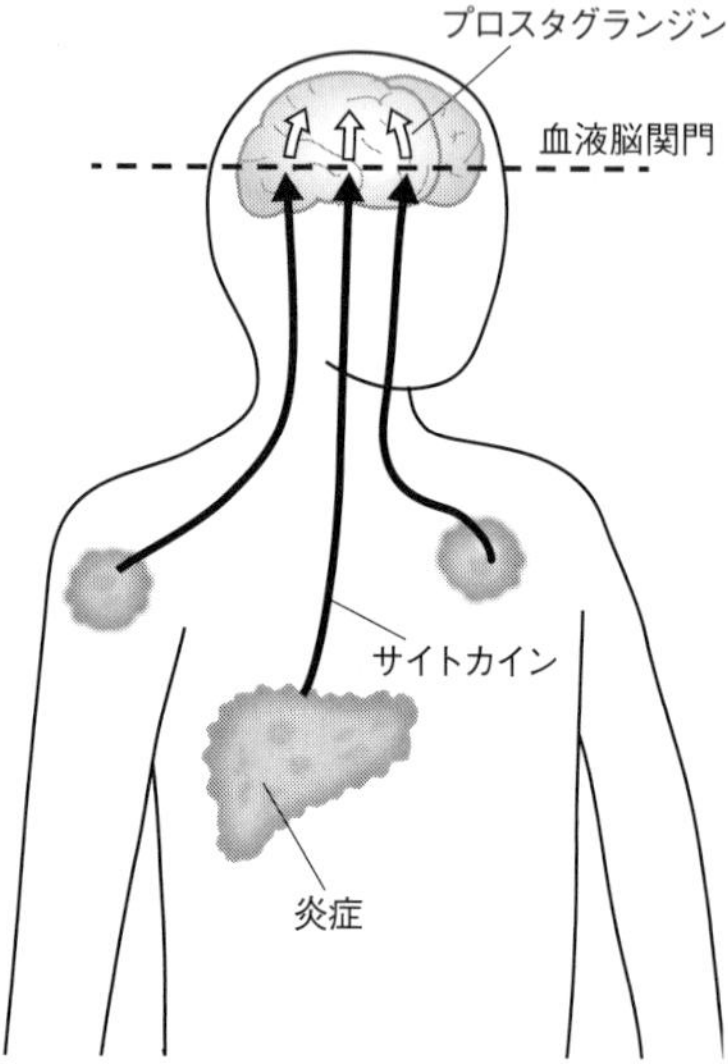

図 1-1　生理的疲労で「疲労感」が生まれるしくみ

生理的疲労では筋肉の運動、ウイルス性肝炎などによって体内で増加した炎症性サイトカインが、脳に伝わって疲労現象を起こす。脳には体内からの物質を入りにくくする血液脳関門というしくみがあるが、炎症性サイトカインは血液脳関門の隙間や、神経を通るほか、炎症を伝達するプロスタグランジンという物質に変換されて脳に入ることも知られている

ス感染モデルでは炎症性サイトカインが疲労現象を起こす、炎症性サイトカインを投与した動物が疲労のような症状を呈するなど、非常に多くの証拠が挙げられています。

皆さんの中には、「でも、脳には体内からの物質を入りにくくする血液脳関門というしくみがあるから、炎症性サイトカインも脳に入り込むことはできないんじゃないの？」と思われる方もいらっしゃるかもしれません。しかし炎症性サイトカインは、血液脳関門の隙間を通り抜けたり、神経を通ったりして脳に入ることができるのです。そのほか、血液脳関門でプロスタグランジンという発熱物質に変換されて脳に入ることもわかっています。

さて、「疲労感」は、炎症性サイトカインの産生が原因だということはわかりました。だと

注

なお、炎症性サイトカインには複数の分子が含まれていて、主なものでもIL-1β、IL-6、TNFαなどいろいろありますが、どれが疲労感を生じさせるのかは、あまりよくわかっていません。その理由は、これらの炎症性サイトカインのどれか1種でも脳や末梢組織に存在すると、他の炎症性サイトカインも誘導されてしまうため、どれが主役かを特定することが難しいからです。本書でも、炎症性サイトカインの種類にはあまりこだわらずに話を進めます。

すると、「疲労感をもたらすものを疲労と呼ぶ」という言葉の定義から、「疲労」の原因もまた、炎症性サイトカインの産生ということになります。

では、炎症性サイトカインが産生される原因は何なのでしょうか？

さきほど、炎症性サイトカインは通常の場合、免疫反応であるといいましたが、疲労感をもたらしている炎症性サイトカインも、同じであると考えてよいのでしょうか。

じつは、その答えは長いあいだ不明だったのです。

生理的疲労を起こす炎症性サイトカインは免疫反応ではない

免疫反応とは「異物の認識と除去」です。生理的疲労をもたらす炎症性サイトカインの原因も免疫反応であると考えると、その場合の「異物」とは何か、が問題になってきます。

しかし生理的疲労では、外から異物が侵入してくるということはありません。したがって、異物は体内で産生されたものということになります。

そこで、これまでにしばしば異物の候補として挙げられてきたのが、「酸化ストレスで変性した自分自身のタンパク質」でした。酸素を吸って活動する生物の体内では、反応性の高い活性酸素が生まれ、周囲の細胞を障害します。この活性酸素のもたらすストレスは、酸化ストレスと呼ばれます。仕事の負荷などがかかれば、酸化ストレスも増加して、自分自身のタンパク質を変性させます。それをマクロファージなどの免疫細胞が「異物」として認識し、除去する際に炎症性サイトカインが産生されるのではないか、というわけです。

しかし、この説は簡単な思考実験によって否定できます。

もしもこの説が正しいとすると、疲労するたびに自分自身のタンパク質が免疫機構に異物として認識されていくことになります。自分自身に対する免疫反応は「自己免疫反応」と呼ばれ、いったんこの反応が生じると、周囲の組織を標的にして次々と連鎖的に自己免疫反応が続き、「自己免疫疾患」という慢性で難治性の疾患を起こしてしまいます。疲労するたびにこんな危険にさらされていては、うっかり運動もできません。

このような理由から、生理的疲労を起こす炎症性サイトカインが産生される原因が、異物を除去する免疫反応であるということはありえないと考えられるようになったのです。では、いったい何が原因なのでしょう。

「炎症性サイトカインを産生させるが、免疫反応ではない」

そんな、疲労の原因探しをするわれわれにとって都合のよいものはあるのでしょうか？

ヘルペスウイルスが教えてくれた炎症性サイトカイン産生機構

序章では、疲労を測定する話のところで、唾液中に放出されたヒトヘルペスウイルス6（HHV－6）が再活性化した量が、疲労の度合いをよく表しているといいました。

そこで、われわれは発想を転換して、「HHV－6の再活性化を誘導する因子が、炎症性サイトカイン産生を誘導している」という仮説を立てました。そして、その因子が本当に疲労を誘導できるかを確認しようと考えたのです。

そのためにはまず、HHV－6の再活性化を誘導する因子が何かを同定しなくてはなりませんが、われわれはもともとウイルス学者なので、これこそが得意とするところです。

じつは、われわれは疲労の研究を始める前に、すでにHHV－6が再活性化するしくみを解明していました。それは具体的にいえば、HHV－6の再活性化が、真核生物翻訳開始因子「eIF2α」のリン酸化によって引き起こされる、という現象です（図1－2）。真核生物翻訳開始因子とは、核を持つ生物である真核生物の細胞が、タンパク質の鋳型であるメッセンジャーRNA（mRNA）からタンパク質をつくる際に必要な因子で、eIF2αのeは「eukaryotic」（真核生物）、Iは「Initiation」（翻訳開始）、Fは「Factor」（因子）の頭文字です。

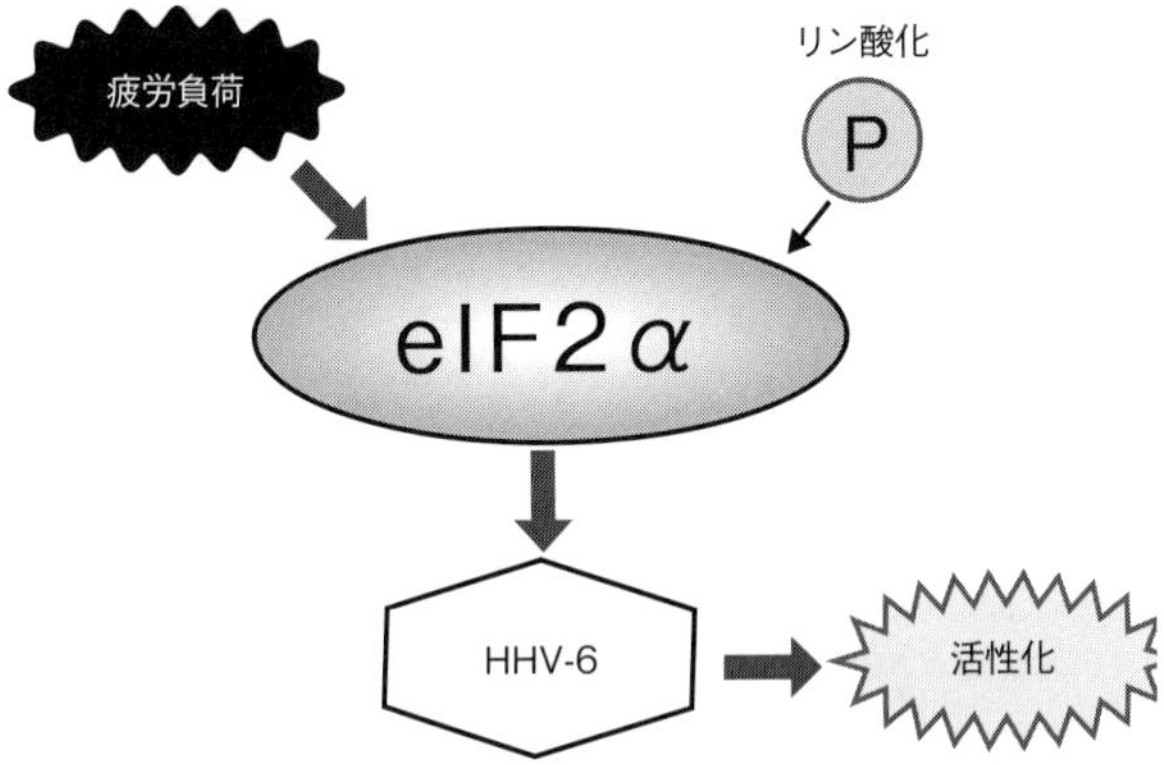

図 1-2　HHV-6が再活性化するしくみ

生理的疲労によってHHV-6の再活性化が誘導されることから、HHV-6の再活性化と生理的疲労はしくみが同じまたは類似していると考えたわれわれは、HHV-6の再活性化にeIF2αのリン酸化が関係していることを発見した

リン酸化とは、細胞の機能を調節する重要なしくみで、eIF2αのリン酸化は、ヒトに備わった原始的なストレス応答機構であることが知られています。

ヒトの体には、ストレスに反応するしくみが複数備わっていますが、そのうちの一つに、「統合的ストレス応答」(integrated stress response：以下は「ISR」と表記します）と呼ばれるものがあります。この反応では、酸化ストレス、小胞体ストレス、アミノ酸不足、ウイルス感染といったさまざまなストレスに対応するために、細胞がeIF2αをリン酸化して、タンパク質の合成、すなわち翻訳が起こらないようにします。

タンパク質の合成を止めることが、どうしてストレスに対応することになるのでしょうか？これは、次のように解釈されます。

ストレスがかかった状態で無理にタンパク質をつくっても、正しいタンパク質がつくれず、変なタンパク質をつくって細胞が死んでしまったり、がんになったりします。ウイルスに感染されている場合は、タンパク質をつくっても細胞がウイルスに乗っ取られているので、ウイルスのタンパク質だけをつくってしまいます。そのようなときは、下手にタンパク質をつくらずに、じっとしているほうが得策です。こうした場合に、タンパク質合成をストップするのが統合的ストレス応答、ＩＳＲというわけです（図１－３）。

ＩＳＲは強く作用した場合には、「アポトーシス」という細胞死も誘導します。これもタンパク質合成の阻害と考え方は同じで、がん化した細胞やウイルスに乗っ取られた細胞が消えることで、体全体を守る反応だと考えられます。ちなみに、このＩＳＲというシステムは、われわれヒトと同じ真核生物の祖先である酵母にもそなわっています。酵母のときから保存されているのですから、とても大事なシステムであることは間違いありません。さきほど、「原始的なストレス応答機構」と言ったのはこういう意味です。

そして、ＩＳＲにはもう一つの働きがあります。通常のタンパク質合成が止まる代わりに、

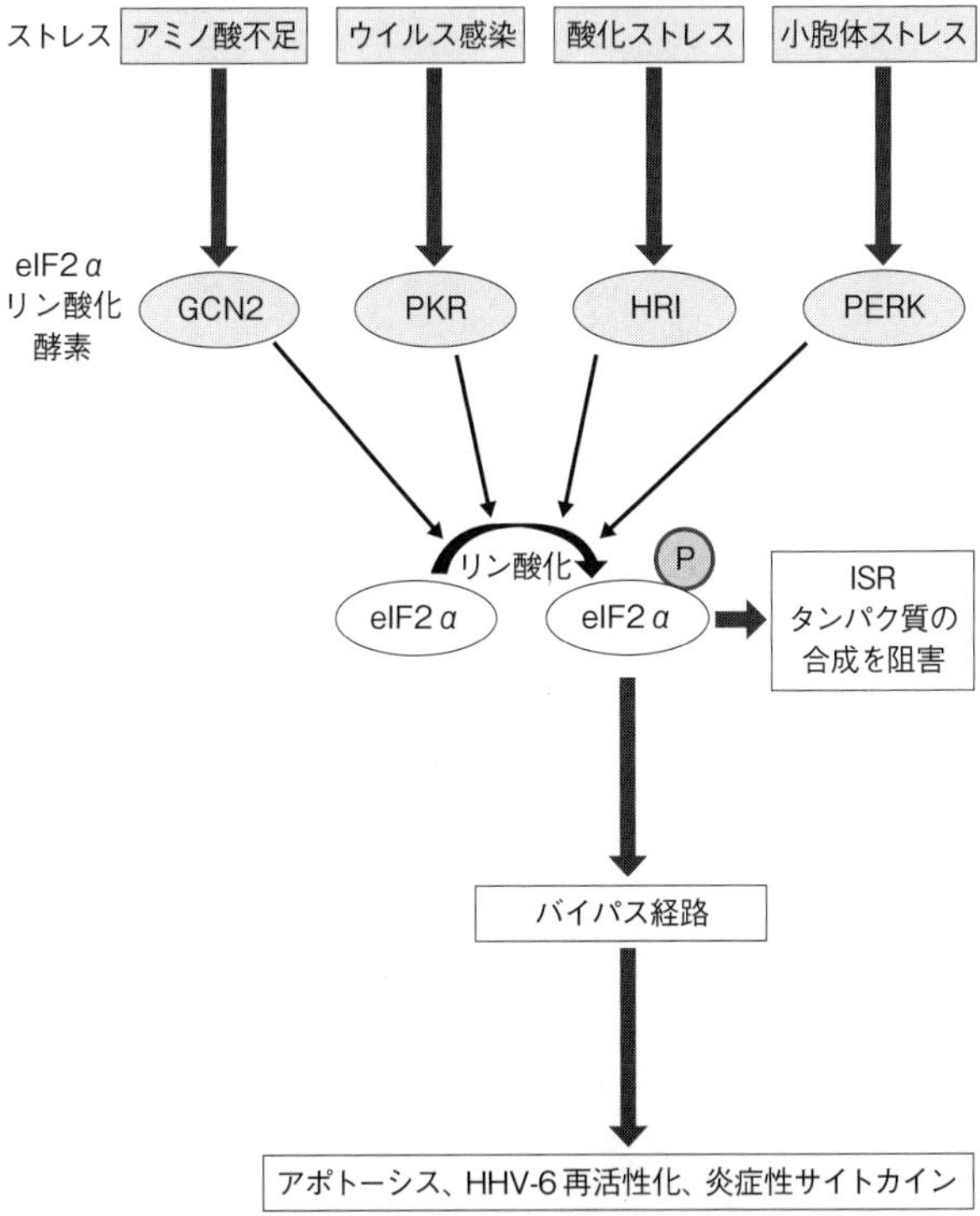

図1-3　ISRはタンパク質の合成を止める

アミノ酸不足やウイルス感染など、さまざまなストレスに対応して、さまざまな刺激に応じた eIF2αリン酸化酵素が働いてeIF2αをリン酸化する。リン酸化された eIF2αによって引き起こされるISRが、翻訳（タンパク質の合成）をストップするストレスに応答するためのタンパク質が合成されるのです。この、いわば「バイパス経路」ともいえるルートによって、アポトーシスが誘導されます。そしてわれわれは、バイパス経路はHHV－6の遺伝子にも働きかけて、再活性化を誘導していることを突きとめました。さらに、バイパス経路はストレスに応答するために炎症性サイトカインの産生も引き起こしていることがわかったのです注。

> 注　巻末の補足説明では、eIF2α リン酸化によって生じるストレス応答のメカニズムについて、もう少しくわしく説明していますので、興味のある方はそちらもご覧ください。

生理的疲労の原因はeIF2αのリン酸化だった

ISRのバイパス経路がHHV－6の再活性化を誘導し、生理的疲労をもたらす炎症性サイトカインを産生させていることがわかりました。ISRにこのようなストレス応答をさせているのは、eIF2α のリン酸化です。つまり、「生理的疲労の原因は eIF2α のリン酸化である」という仮説を立てることができるわけです。

そこでわれわれは、この仮説が本当かどうかを検証するための実験をしました。

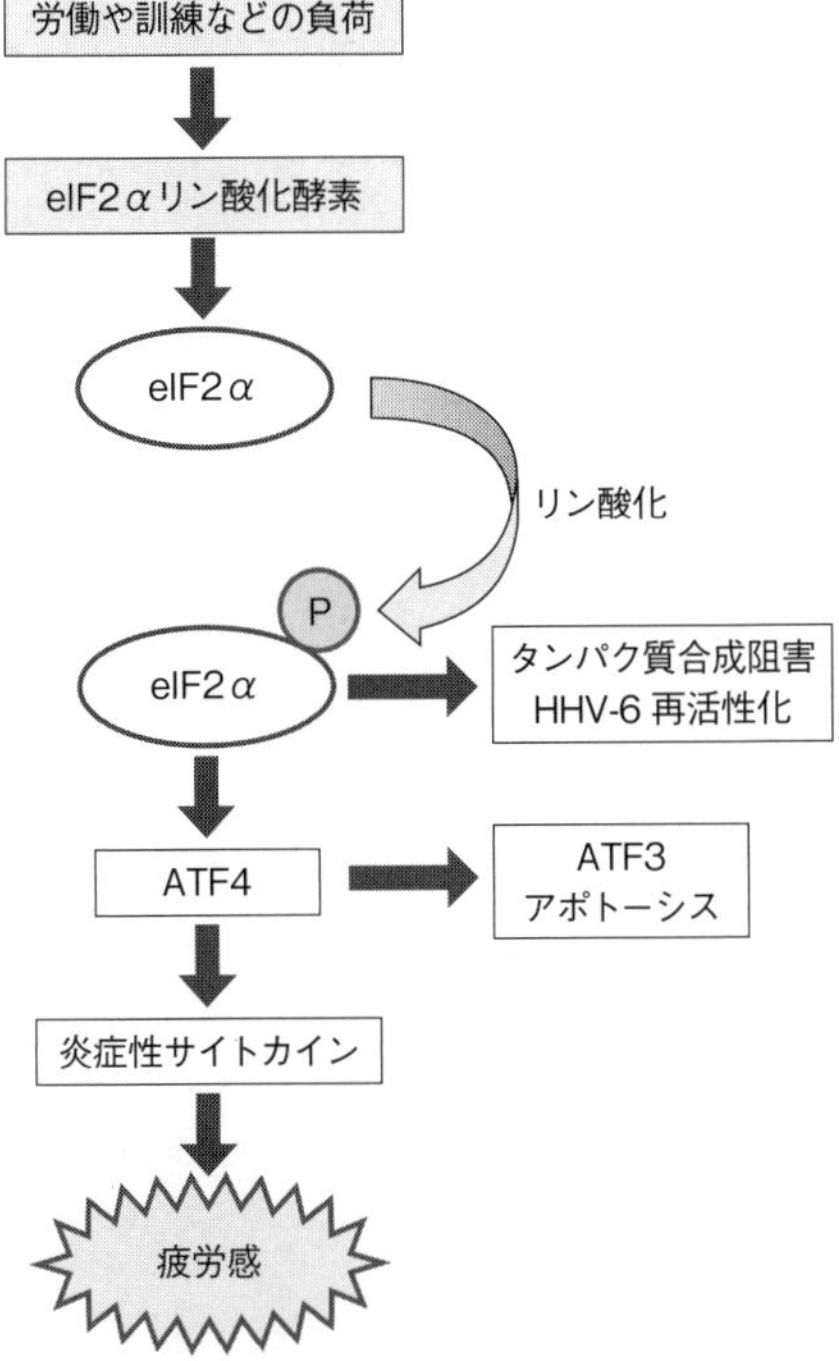

図1-4　生理的疲労のメカニズムについての仮説

ここまでの研究で得られた知見をまとめた
①タンパク質合成の阻害は、eIF2αのリン酸化によって生じる
②HHV-6の再活性化も、eIF2αのリン酸化によって生じる
③細胞のアポトーシスは、eIF2αのリン酸化によって産生されたATF4によって間接的に誘導される（ATF4については巻末の補足説明2を参照）
④炎症性サイトカインの産生も、ATF4によって間接的に誘導される
⑤炎症性サイトカインは脳に伝わって、疲労感を発生させる

実験についてわかりやすく説明するために、われわれの仮説を図にまとめます（図1－4）。

まず、労働や訓練などによる生理的疲労のモデルとして、水を張ったバケツでマウスを泳がせて、疲労の負荷をかけました。マウスは水が嫌いなので、こうすると疲れるまで泳ぎつづけます。しかし、次第に泳ぐ速度が遅くなりますので、疲労感があることがわかります。

ISRに関する観察としては、eIF2αや、リン酸化されたeIF2αの量も調べましたが、さらに感度のよい指標として、ISRのバイパス経路が動いたことを示す「ATF3」という転写因子のmRNAを用いました。この因子は、アポトーシスなどのISRによる細胞障害の指標にもなります。mRNAは、リアルタイムPCR法によって高感度で定量することができるので、疲労のような微妙な現象をくわしく調べるのに適しているのです。炎症性サイトカインとしては、IL-1β、IL-6、TNFαのmRNAを調べました。

このマウスを調べたところ、ISRの指標であるATF3の発現が、肝臓、心臓、脳、腎臓、筋肉といった各種の組織で促進されることがわかりました。とくに肝臓と心臓でATF3の発現が多く、ISRが強く生じていると考えられました（図1－5a）。

また、炎症性サイトカインの発現について、IL-1βを調べたところ、肝臓でのIL-1βの発現が非常に多いことがわかりました（図1－5c）。

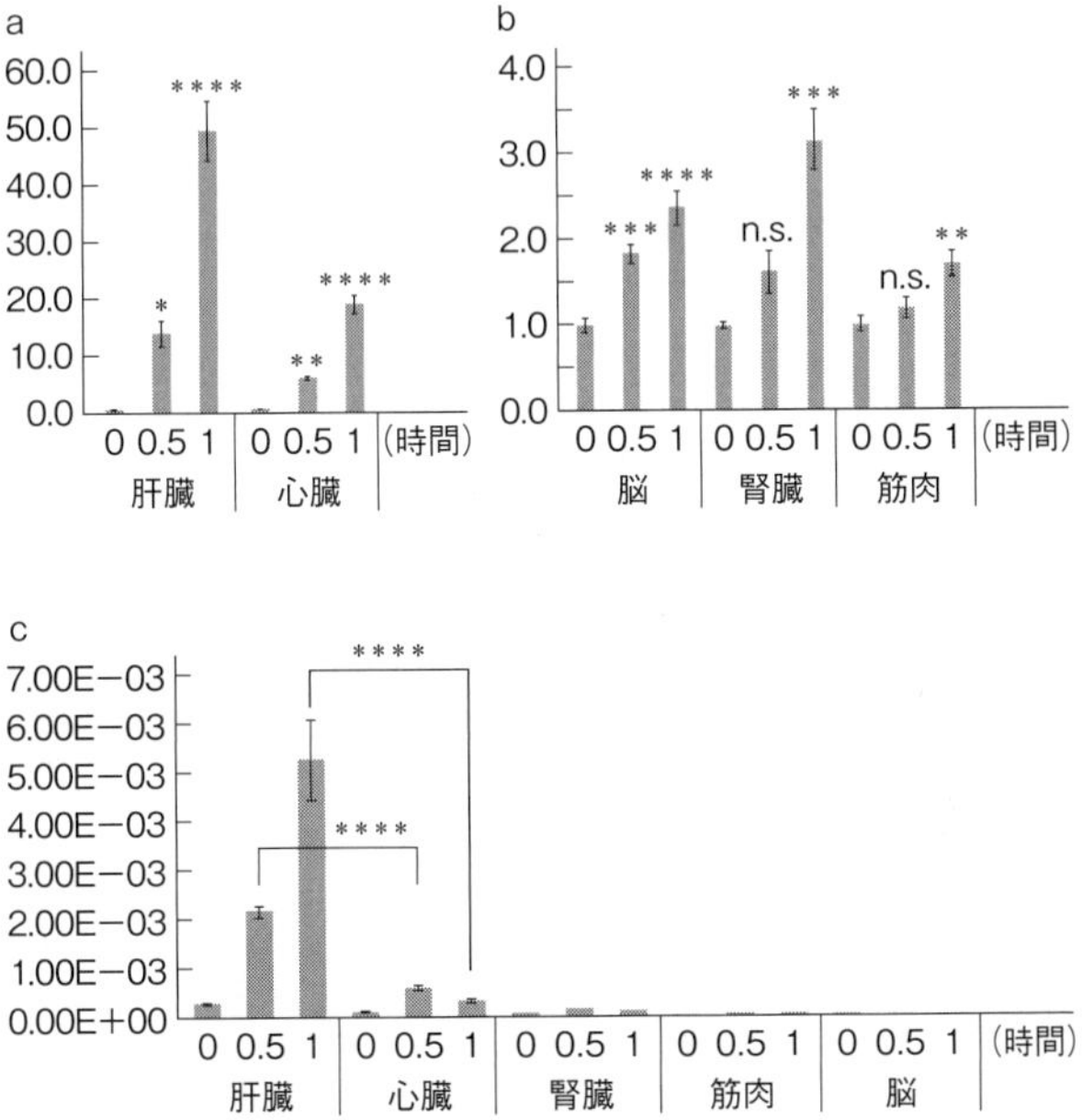

図 1-5　疲労負荷による eIF2αリン酸化と炎症性サイトカイン産生の変化

ａとｂは、強制水泳による疲労負荷をそれぞれ０時間（負荷なし）、0.5時間、１時間かけた場合の各臓器における ATF3 の変化率を示す（縦軸の１は負荷なしのときの値。ａとｂでは縦軸のスケールが異なっている）
縦軸の値を見ると、肝臓と心臓では ATF3 が桁違いに強く誘導されていることがわかる。すなわち eIF2αが非常に強くリン酸化されている
ｃは、強制水泳による疲労負荷をそれぞれ０時間（負荷なし）、0.5時間、１時間かけた場合の各臓器での炎症性サイトカイン IL-1βの発現を示す（縦軸の値はmRNAの内部標準（βアクチン）との比率）。肝臓での発現が際立っている
（＊の数は、グラフに示されている結果がどれくらい確からしいかの確率を表し、数が多いほど確率が大きい）

過労死の原因として、うつ病に次いで多いのは、心不全などの心疾患です。心臓でＩＳＲが強く起こることは、このこととよく一致しています。

また、疲労感は体内の末梢の臓器で産生される炎症性サイトカインが脳に作用して生じることはすでにお話ししましたが、どの臓器が最も疲労感に関係するかについては、肝炎の患者の疲労感が非常に強いことなどから、肝臓での炎症性サイトカイン産生が疲労感の原因ではないかと昔から考えられていました。実験で疲労負荷を与えたマウスの炎症性サイトカイン産生が肝臓で最も強く起こったことは、これと一致しているといえます。

これらの実験結果は、水泳のモデルだけでなく、不眠による精神的疲労を負荷したマウスでも、同様に得られました。

われわれはさらに、eIF2α のリン酸化が生理的疲労の原因になっていることを直接調べるために、eIF2α リン酸化の作用を抑制するISRIBという薬剤をマウスに投与してみました。その結果、炎症性サイトカインIL-1β 産生の低下が生じ、疲労感を表す水泳の速度の低下も起こりにくくなりました。こうしてついに、eIF2α のリン酸化が生理的疲労の原因となっていることが確認されたのです。

ところで、eIF2α には、リン酸化させる酵素だけではなく、「脱リン酸化」といって、リン

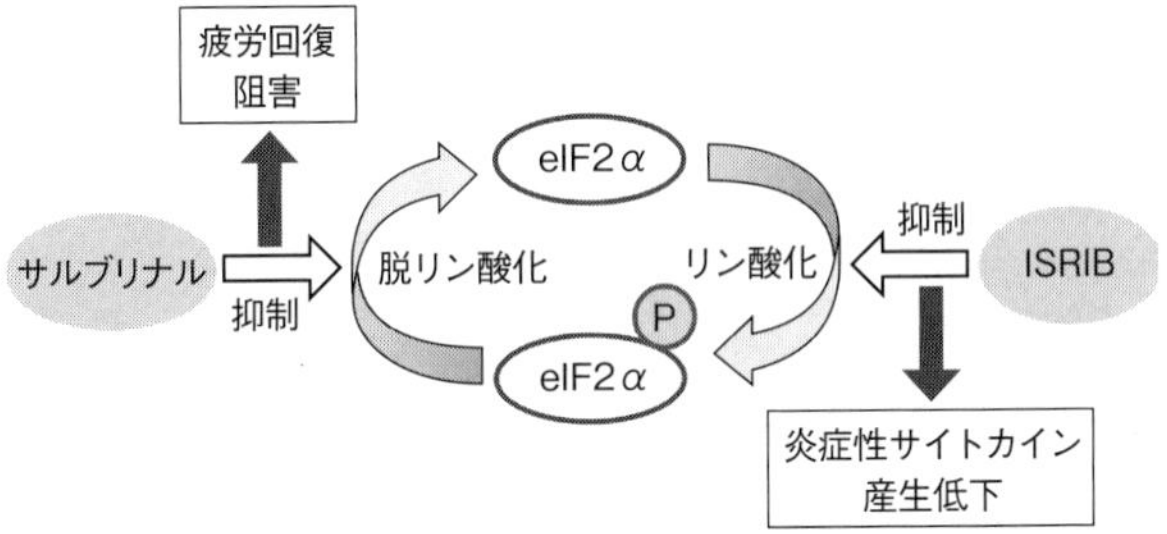

図1-6　2つの薬剤はeIF2αのリン酸化にどう働くか

ISRIBは、eIF2αのリン酸化で生じた変化を抑制し、疲労を抑制する。逆にサルブリナルは、リン酸化したeIF2αが脱リン酸化酵素によってもとのeIF2αに戻るのを抑制し、疲労回復を阻害する

酸化したeIF2αのリン酸を除去して、もとのeIF2αに戻す酵素もあります。これを「リン酸化eIF2α脱リン酸化酵素」といいます。

この舌をかみそうな名前の酵素の阻害剤であるサルブリナルという薬剤をマウスに与えて、水泳による疲労を負荷してみました。すると、リン酸化eIF2αの量が増えて、疲労が増すことがわかりました。このことも、eIF2αのリン酸化が生理的疲労の原因であることの証拠になります。

eIF2αのリン酸化についての、ISRIBとサルブリナルの働きの違いを図1-6にまとめておきます。

こうして、疲労によって細胞に負荷がかかると、ISRがこれに反応して細胞の動きを止め、代わりに炎症性サイトカインを産生し、この炎症性サイトカインが脳に伝わって疲労感をもたらすという生理的疲労のメカニズムが見えてきました。この知見をもとに、生理的疲労では「疲労感」と「疲労」の区別は次のようにまとめることができます。

疲労感……ＩＳＲによって産生された炎症性サイトカインが脳に伝わって生じる感覚

疲　労……ＩＳＲを引き起こすeIF2αのリン酸化による細胞の停止や細胞死

疲労の原因はＩＳＲと呼ばれるストレス応答であり、それを引き起こすのがeIF2αのリン酸化ということになるわけです。

興味深いことに、ＩＳＲは、炎症がそれほど強くないときは炎症性サイトカイン産生を促しますが、炎症が強すぎるようになると、逆に炎症性サイトカイン産生を抑制する働きがあります。これは、疲労による炎症性サイトカイン産生が、過剰な炎症や自己免疫反応に進展してしまうことを防止する意味があり、とても大事な性質です。炎症性サイトカインの実験は、強い刺激を与えて行うことが多いため、ＩＳＲと炎症性サイトカインとの関係については、むしろこの「産生を抑制する」という現象のほうが有名でした。炎症性サイトカインの「産生を促進する」という働きをきちんと示したのは、われわれが最初のようです。

ＩＳＲ、すなわち「統合的ストレス応答」という、いかにも疲労と関係しそうな名前であるにもかかわらず、この現象と疲労との関係が見つからなかったのは、このような理由によるのかもしれません。

1-3 疲労と疲労感との乖離

ここまで、生理的疲労が生じるしくみをみていきながら、「疲労感は必ずしも疲労を反映しない」とか「疲労と疲労感には乖離《かいり》がある」といった、いわば疲労感はあてにならない感覚であるという話をいくつかはさんできました。

しかし、疲労感は使われすぎた体の組織が障害を受けないよう警告を発する重要な感覚なので、あてにならないというのは困ります。そこでここからは、疲労感があてにならなくなるのはどのような場合なのかを考えていきましょう。

疲労を科学的に理解するためにはもちろん、実生活でも役に立つ情報のはずです。

疲労感の落とし穴　①ストレスが疲労感を抑制する

この見出しを見て、違和感を覚えた人は多いと思います。ストレスといえば疲労感のもとのはずなのに、ストレスが疲労感を抑制するというのは、おかしいのでは？　と。

でも、この見出しは誤りではありません。そして、このことを理解することは、過労死の防止につながる重要な知識を私たちに与えてくれるのです。

まず、「ストレス」という言葉の意味を正しく知ることが必要です。

医学において「ストレス」という言葉を最初に使いだしたのは、ハンス・セリエ（1907〜1982）という人です。この人が提唱した「ストレス学説」では、ストレスとは、ヒトが強い刺激を受けたときに、これに抗するために体にそなわった抵抗反応のことを指します。本来の言葉の使い方では、この強い刺激のことを「ストレッサー」と言い、抵抗反応のことを「ストレス」と言います。私たちは「ストレッサー」のことを「ストレス」と、誤って呼んでしまっているわけです。

ストレス学説の正しい理解のためには、言葉を正しく理解することが必要ですので、この本でも今後は、刺激のことを「ストレッサー」、抵抗反応のことを「ストレス応答」と呼びます。

ストレッサーによって引き起こされるストレス応答には、さきほどのＩＳＲを含めて、多くの種類があります。ここではセリエのストレス学説に登場する、視床下部―脳下垂体―副腎が関係するストレス応答をみていきます。このストレス応答は、Hypothamic-Pituitry-Adrenal axis、略して「ＨＰＡ軸」（HPA axis）と呼ばれています。私たちが「仕事のストレス」と言っているものの多くは、このＨＰＡ軸によるストレス応答と考えられます。

ＨＰＡ軸のしくみは、簡単にいうと次のようなものです（図１‐７）。

まず、心身に負荷されたストレッサーが、脳の視床下部で検知されます。すると、視床下部は副腎皮質刺激ホルモン放出ホルモン（ＣＲＨ）を出します。

次に、ＣＲＨの刺激によって、脳下垂体から副腎皮質刺激ホルモン（ＡＣＴＨ）が放出されます。

続いて、ＡＣＴＨが副腎皮質に作用して、コルチゾールなどの副腎皮質ホルモンの分泌を促進します。

これらの反応と並行して、視床下部は交感神経を刺激し、交感神経の末端や副腎髄質からアドレナリンやノルアドレナリンなどの、神経に作用して興奮をうながす神経伝達物質が放出されます。

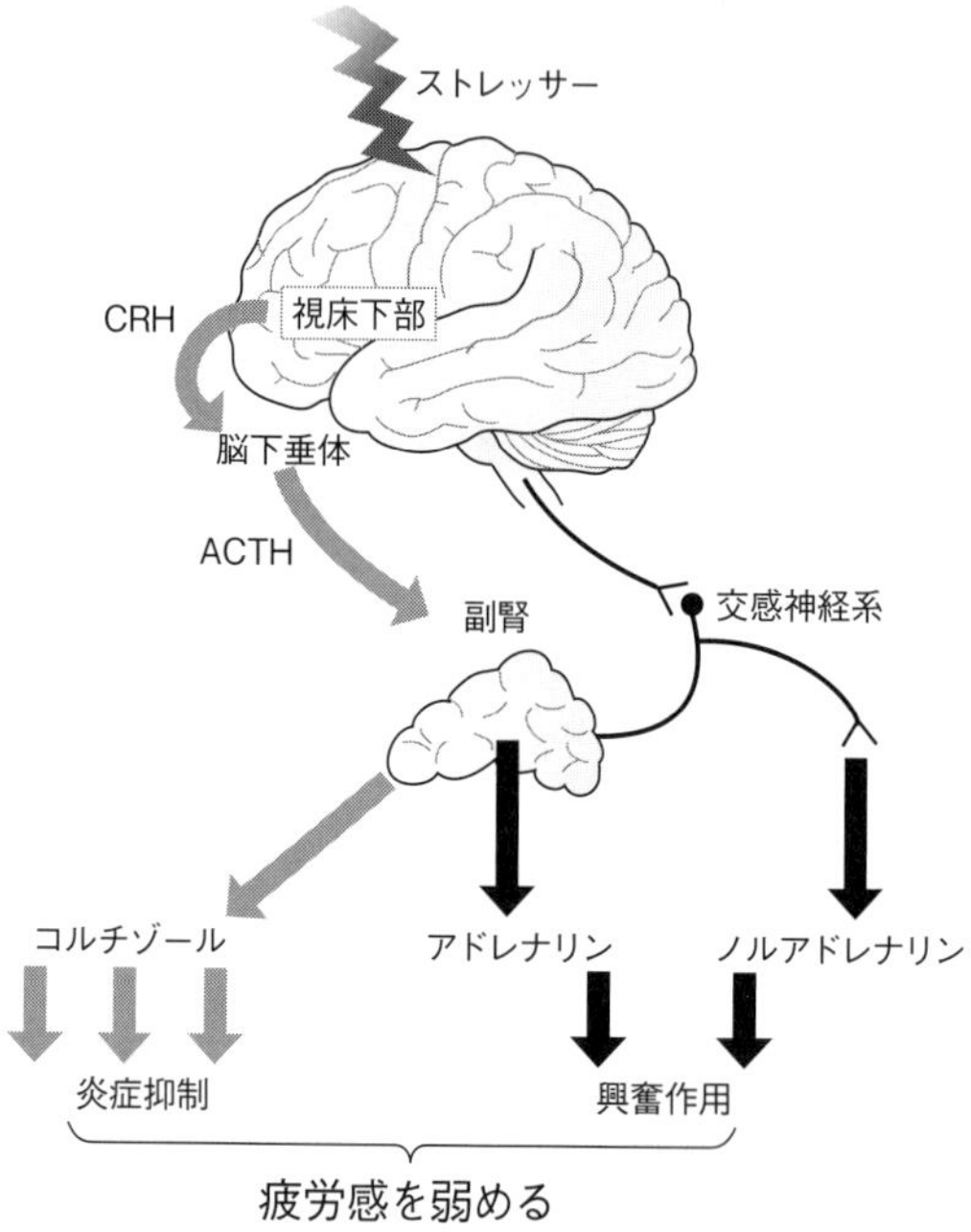

図 1-7　セリエのストレス学説に登場するHPA軸

ストレッサー（ストレス源）が心身に作用すると、視床下部から副腎皮質刺激ホルモン放出ホルモン（CRH）が放出され、その働きで脳下垂体から副腎皮質刺激ホルモン（ACTH）が放出される。ACTHの刺激を受けて副腎皮質からコルチゾールなどの副腎皮質ホルモンが分泌される。同時に交感神経が刺激され、神経末端や副腎髄質からアドレナリンやノルアドレナリンが放出されるこうしたＨＰＡ軸によるストレス応答は、疲労感にどのような影響を及ぼすのでしょうか。大きなものの一つは、アドレナリンやノルアドレナリンの作用です。アドレナリンに興奮作用があることは有名ですが、ノルアドレナリンも同様の働きをします。これらのホルモンによる興奮という作用は、疲労感の「休みたい」という感覚とは逆向きの感覚ですので、「疲労感」を抑制します。

もう一つ、重要なのは、副腎皮質ホルモンの作用です。コルチゾールなどの副腎皮質ホルモンは一般に「ステロイドホルモン」とも呼ばれており、炎症を抑制する作用があることが知られています。皮膚に湿疹ができたときなどに塗る軟膏に含まれていることが多いですが、実際に使ったことのある方は、非常に強い抗炎症作用があることを実感していると思います。ここで「疲労感」のもとは炎症性サイトカインだったことを思い出してください。ＨＰＡ軸によって産生される副腎皮質ホルモンは、炎症性サイトカイン産生を抑制することで、疲労感を弱めるのです。

これら二つの作用によって、ＨＰＡ軸というストレス応答は疲労感を弱めています。しかし、さきほど述べられていたように疲労感は組織に危機が近づいていることを知らせる「生体アラーム」なのだから、疲労感を弱めてしまってはいけないのではないか？　そう思われた方もいるのではないでしょうか。

その心配はもっともなのですが、ＨＰＡ軸によって疲労感を弱める現象は、ある意味で目的にかなっているのです。

それは、命にかかわる場面でストレス応答が発揮される場合です。

ストレス応答は、「闘争・逃走反応」(fight-or-flight response) ともいわれ、野生の動物が天敵あるいは餌に出会った際にも生じる反応です。

たとえば、サバンナの真ん中で草食動物のインパラがヒョウと出会ったとします。インパラは逃げ切らないと食べられてしまいますが、ヒョウだって、めったに食べ物に出会えない環境下でインパラに逃げられると餓死してしまいます。

お互いに文字通り、必死で逃げ、必死で追いかけることになりますが、このような場面では、「疲労感」による行動抑制は死に直結します。そして非常に役に立つのが、ストレス応答によって疲労感を抑制するシステムです。おそらくこのような場面を通じて、ＨＰＡ軸というストレス応答が進化してきたのではないでしょうか。

ヒトの場合も、同じことが起こりえます。

仕事の締め切り直前で徹夜をしなければならなくなったときは、ＨＰＡ軸が強く働きます。

このため疲労感は本来の量よりも減少します。一晩徹夜しても意外に元気、といった経験をされた方も多いのではないかと思います。

しかしこの状態は、副腎皮質ホルモンとアドレナリンやノルアドレナリンによって「疲労感」が抑制されているだけなので、「疲労」、すなわちeIF2αのリン酸化による細胞の障害は、どんどん蓄積されていきます。過労死、とくに心不全などの臓器障害で突然亡くなるタイプの過労死は、このような現象が原因と考えられます。

この本を読んでいただいている皆さんは、このようなストレス応答による疲労感抑制のしくみをよく理解して、自分の身を守っていただきたいと思います。

恐ろしいストレス応答の「疲憊期」

ここまでを読んで、「ということは、ストレスは疲労感を抑えるのであって、疲労の原因になるわけではないんだな」と思われた方もいらっしゃるかもしれません。

しかし、じつはストレス応答には、突然の過労死を招くという以外にも怖い側面があるのです。それが、ストレス応答の「疲憊《ひはい》期」です。

HPA軸によるストレス応答は、時間経過によって、①警告反応期、②抵抗期、③疲憊期に

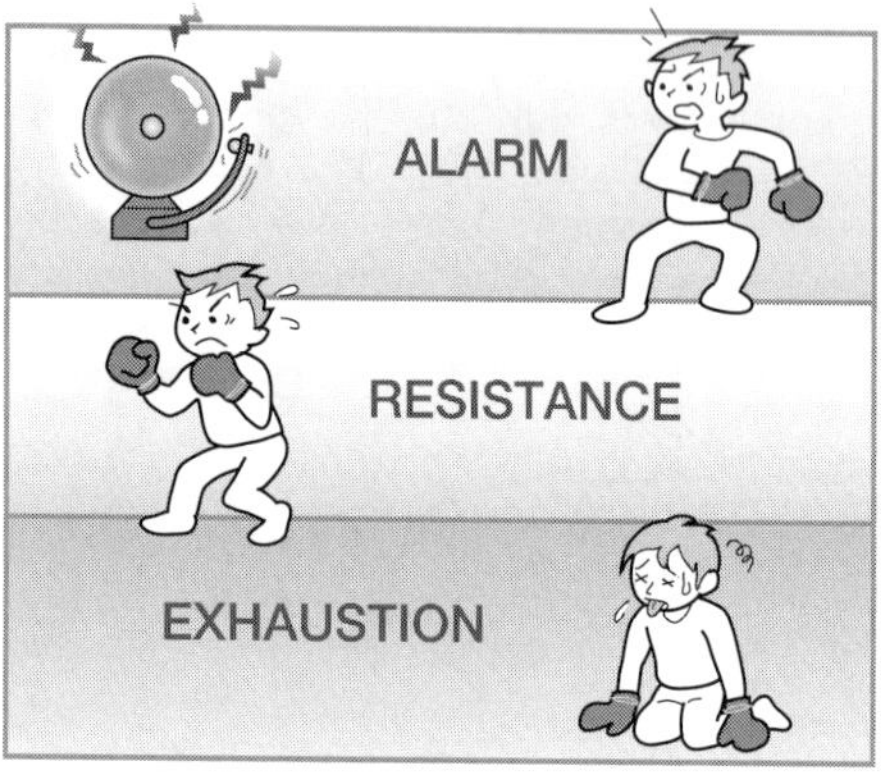

図 1-8　ストレス応答の時間経過

ストレス応答は時間経過に沿って３つの段階に分けられる
①警告反応期：最初にストレッサーに視床下部が反応する段階
②抵抗期：副腎皮質が働いている段階
③疲憊期：疲労困憊となった段階

分けられます（図１‐８）。

さきほど述べたＨＰＡ軸が進行するしくみに沿っていえば、最初にストレッサーに視床下部が反応したあたりが警告反応期、副腎皮質が働いている時期が抵抗期に相当すると考えられます。突然の過労死は、抵抗期の間に体の細胞に障害が出てしまった結果といえます。

それでは、疲憊期になるとどうなるのでしょう？

疲憊期では、ＨＰＡ軸の細胞は疲れきった状態となります。副腎皮質ホルモンが出せなくなり、炎症性サイトカインを抑制することができなくなるので、炎症性サイトカイン濃度が上昇します。このため、疲労感が一気に高まり、文字通り「疲労困憊《こんぱい》」してしまうのです。

ちなみに、疲憊期のことを英語では「exhaustion period」と呼んでいます。「exhaustion」は日本語では「極度の疲労」「疲労困憊」と訳されますので、ストレスの専門家には「疲労＝ストレス応答の疲憊期」と誤解している人が多く見受けられます。「ストレスは疲労の原因になる」という見方も、疲憊期のこのような状況の影響と思われますが、正しい疲労の理解とはいえませんので要注意です。また、最近ときどき耳にする「副腎疲労」という言葉も、このストレス応答の疲憊期に関連する言葉なのではないかと考えられます。

疲労感の落とし穴　②ドリンク剤が疲労感を抑制する

栄養ドリンクなどのドリンク剤、とくに即効性がうたわれるエナジードリンクを飲んだことのある方は経験があると思いますが、たしかに、飲むと疲れがとれたような気がします。

しかし、エナジードリンクを飲みすぎた人が心不全によって突然死するなどの健康障害が、とくに海外で報告されていますので、「疲れがとれたような気がする」という現象は、疲労の減少ではなく、疲労感の減少であると考えられます。

それでは、エナジードリンクの中のどんな成分が疲労感を減少させるのでしょう？

エナジードリンクの飲みすぎによる健康障害が問題にされる場合に、しばしば〝犯人〟とされるのがカフェインです。たしかにカフェインは、興奮作用によって疲労感を減少させることが期待されます。

しかし、エナジードリンクの疲労感減少効果がカフェインによるものだというのは、ちょっと考えれば間違いだということがわかります。

なぜなら、エナジードリンクに入っているカフェインの量はほとんどの場合、コーヒーに入っているカフェインの半分以下にすぎないにもかかわらず、エナジードリンクの疲労感減少効果は、コーヒーと比べると絶大だからです。

では、何が効いているのでしょうか？

エナジードリンクにはさまざまな抗酸化成分が入っていることが知られています。抗酸化成分とは、簡単にいうと酸化ストレスを抑制できる成分です。それらの成分は、動物が酸素呼吸をしてエネルギーをつくる際に出てくる過剰な酸素ラジカルを中和することによって酸化ストレスを抑制するのです。

酸化ストレスは、生理的疲労の原因であるeIF2αのリン酸化を誘導する因子の一つです。

エナジードリンクに入っている抗酸化成分は、このeIF2αリン酸化を抑制する可能性があります。もしこれが本当であれば、エナジードリンクは疲労感どころか、疲労そのものも抑制できることになり、理想的な抗疲労薬ということになります。

われわれは、本当にそうなのかを確かめてみました。すると、恐ろしい結果が得られました。

疲労のメカニズムについて説明したときに、「疲労感」のもととなる炎症性サイトカインの産生は、肝臓で最も強く起こったと述べましたが、抗酸化剤であるN－アセチルシステイン（NAC）を水泳による疲労負荷を与えたマウスに投与したところ、肝臓のeIF2αリン酸化が抑制され、炎症性サイトカインの産生は低下しました（図1－9a）。このことは、抗酸化剤が「疲労感」を減少させる作用を持つことを示しています。

恐ろしいのは、ここからです。

肝臓のeIF2αリン酸化は抑制されたにもかかわらず、心臓、脳、筋肉など、体の他の組織のeIF2αリン酸化は、抗酸化剤によってまったく抑制されないことがわかったのです（図1－9b）。

このことの何が恐ろしいかというと、抗酸化剤によって、疲労感のもとになる肝臓で産生さ

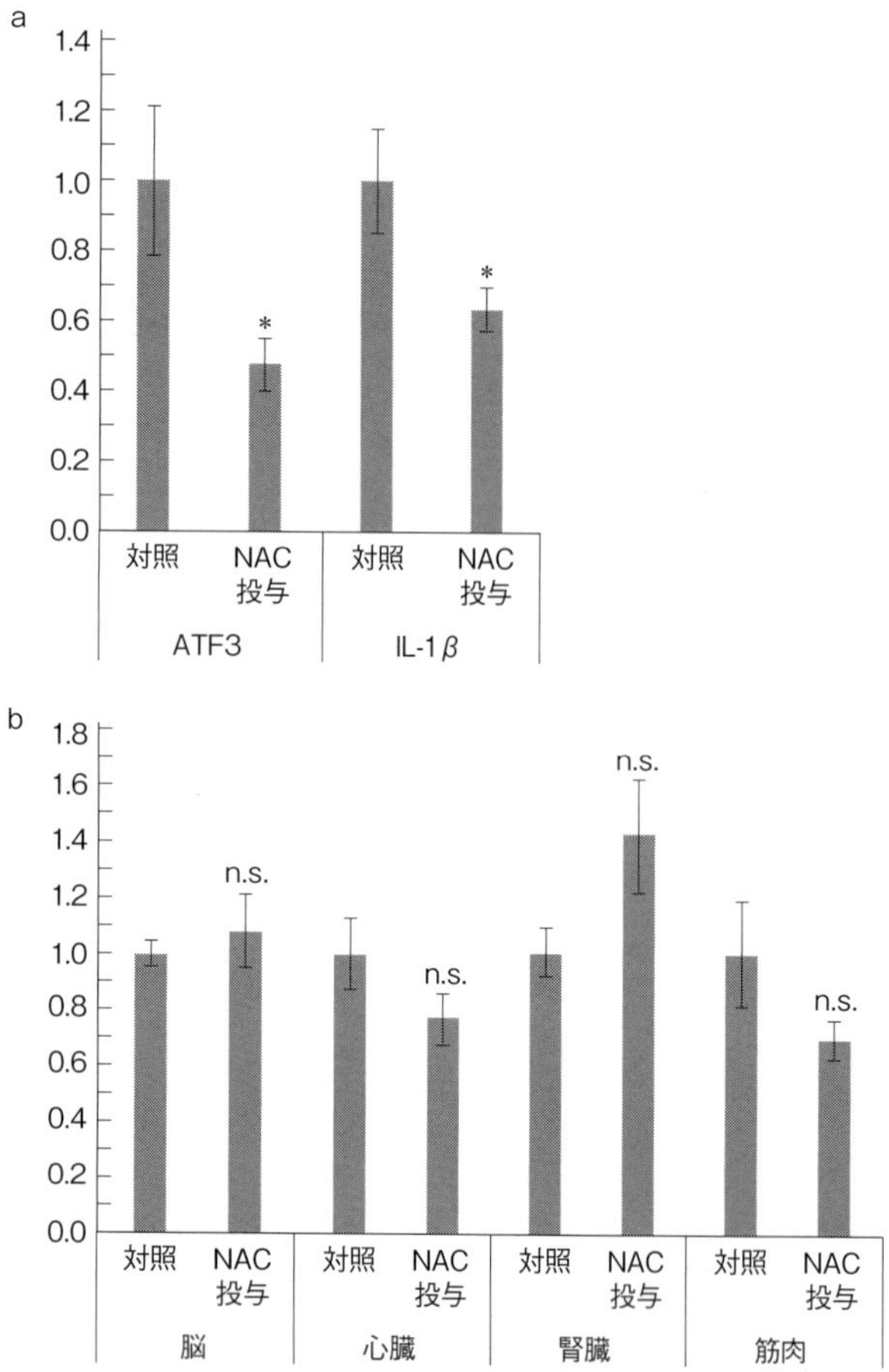

図 1-9　疲労したマウスへの抗酸化剤NAC投与の影響

a：肝臓でのATF3 発現（eIF2αリン酸化を示す）と、IL-1β発現に対するNACの影響（「対照」はコントロール）

b：その他の臓器でのATF3 発現に対するNACの影響
肝臓以外の臓器では NAC の効果がないことがわかる

（＊は確かに差があることを、n.s.は差がないことを示す）

れる炎症性サイトカインが減少するため、脳は「疲れていない」と解釈し、体を休ませるシグナルを出さないことです。このため、無理に体の組織を使って過剰なeIF2αリン酸化を生じさせてしまい、組織の障害や、ひいては突然死を招いてしまう可能性があるのです。

なお、肝臓以外の臓器でのeIF2αリン酸化を誘導するものとしては、小胞体ストレス、プロテインキナーゼR、真核細胞翻訳開始因子2αキナーゼ4活性化キナーゼといった、難しい名前の反応や酵素が挙げられます。この中で、小胞体ストレスは心不全に関係することが報告されています。エナジードリンクを過剰摂取すると、心臓の小胞体ストレスによる心不全を誘発するのかもしれません。

ちなみにSNSなどでは、エナジードリンクを飲むことを「元気の前借り」とか「命の前借り」などと表現する人たちがいます。さすがに疲労研究が進んでいるだけあって、日本人は疲労リテラシーが高く、うまい言い方をするなと感心します。

疲労感の落とし穴　③疲労感のマスク

疲労感についてはもう一つ、重要な要素があります。

好きでやっているか、嫌々やっているか、です。

自分の興味があることをやっていたり、集中していたり、ほめられながらやっていたりするときなどには、疲れを感じないという経験が皆さんにもありませんか？　この現象は、専門的には「疲労感がマスクされる」といいます。疲労感が曖昧な感覚であることが、この現象の原因の一つです。

少し前には、「ベンチャー社長型過労死」などという言い方もありました。ベンチャー企業の社長さんは高収入あるいはやりがいを求めて仕事をしていると、疲労感がマスクされがちで、そのため心身が疲労していることに気づかず無理をして、心筋梗塞や脳卒中などで急死するケースが多いことを表現したものです。「マスクされる」というとなんだか科学的な響きに欠ける気もしますが、過労死につながることもありますので、労働時間の管理や、定期的な休息によって、疲労感のマスクには注意しなくてはなりません。

1-4 疲労そのものを回復する方法

以前は、疲労の発生メカニズムが不明で、疲労の測定も、疲労感によって測定する方法しかありませんでした。

このため、生理的疲労を回復させる食品成分（抗疲労食品）の評価なども、「疲労感の減少」によって評価されていました。

ここまで読んでくださった方は「疲労感で抗疲労の評価をするなんていいかげんなことをしていたのか？」と驚かれるかもしれません。しかし、企業の側からすれば、この方法から抜け出せない理由もあったのです。

一つには、抗酸化剤のように「疲労感」を減少させる成分は、飲んだときに「疲労に効いた」という実感があることです。

実際に体の組織の疲労を取り除き、組織の障害を防ぐという効果があっても、売れそうになければ、メーカーは製品化しません。じつは、このような「本当に効果のある」抗疲労成分は、効果が実感しにくいのです。

理由の二つめは、これまで「疲労に効く」とされていた食品について人々が蓄積してきた経験は、「疲労感の減少効果」を評価したものばかりなので、必然的に、疲労に効くとされる食品の候補は「疲労感」を抑制するものばかりになってしまう、ということです。

もっというと、一般的に「疲労に効く」といわれている食品はおしなべて、抗酸化作用を持つものばかりなのです。たとえば、ニンニク、鰻、焼き肉など、元気が出そうと思われているものは、たいてい抗酸化作用を持っています。だから、これまでの経験に頼って抗疲労食品を開発しようとすると、抗酸化作用を持つものばかりになってしまうのです。

テレビで栄養ドリンクのCMを気をつけて見ていると「抗酸化成分配合で疲労感を減少させる」と宣伝しているものがかなりあります。この言い方は誤りではありませんし、この宣伝文句でも売れるのですから、メーカーもあえてそれ以上の冒険をして、本当に疲労に効くものを開発しようとはしないのかもしれません。

生理的疲労を回復させる「長い名前の酵素」

それでは、疲労そのものを減少させて、組織の障害を防ぐにはどうすればよいのでしょう？ 生理的疲労のもとになっているのは、これまで述べてきたようにeIF2αのリン酸化ですので、eIF2αをリン酸化させないというのが最も根本的な方法です。

eIF2αのリン酸化は、仕事や訓練などによって与えられるさまざまなストレッサーに反応する4種類の酵素によって生じます。これらをeIF2αリン酸化酵素といいます。したがって、

eIF2αをリン酸化させない最善の方法は、ストレッサーを与えない、すなわち、仕事や訓練などをしないことです。

なお、ここでいう訓練とは身体を動かすことなので「運動」といってもいいのですが、欧米人にとって「運動」（＝exercise）は絶対的な「善」なので、exerciseで疲労が回復することはあっても疲労することはないと考えられています。というわけで、われわれ日本の研究者もそれに合わせて、論文でも「訓練」（＝training）という言葉を使っています。

しかし誰しも、仕事や訓練をしないで生活することはできませんね。そこで次善の策として、ストレッサーは負荷されるけれど、eIF2αはリン酸化されない方法を考えることになります。

たとえばeIF2αリン酸化酵素の阻害剤を使うというのはどうでしょうか。

残念ながら、動物に使えるよい阻害剤は存在していません。ほかに、何か策はないものでしょうか。

生理的疲労の原因がeIF2αのリン酸化であることを突きとめた話をしたときに少しふれましたが、リン酸化eIF2α脱リン酸化酵素という長い名前の酵素があります。

この酵素には、リン酸化したeIF2αのリン酸を取ることで、もとのeIF2αに戻す働きがあります。この酵素を阻害すると、疲労が増加することも説明しました。

ならば、この酵素を増やせば、疲労が減少するのではないでしょうか？

正解です。じつは生理的疲労から回復する力は、この酵素の量が多いほど強くなるのです。

では、どうすればリン酸化eIF2α脱リン酸化酵素の産生を誘導できるのでしょうか？

なぜ軽い運動をすると生理的疲労が回復するのか

おかしなことをいうようですが、じつはリン酸化eIF2α脱リン酸化酵素を誘導するのは、疲労なのです。

この酵素には、「GADD34」と呼ばれる、eIF2αリン酸化にすばやく反応してつくられるものと、「CReP」と呼ばれる、ゆっくりと産生されるものがありますが、いずれも疲労したときに産生されて、脱リン酸化の働きをするのです。

「疲労しないと疲労が回復しない」というのはキツネにつままれたように思われるかもしれませんが、重要なのは、疲労と疲労回復力のバランスです。

eIF2αのリン酸化の程度は、さきほど紹介したATF3という指標となる分子が産生されることで知ることができます。この、生理的疲労に関わるATF3の量と、疲労回復に関わる

a

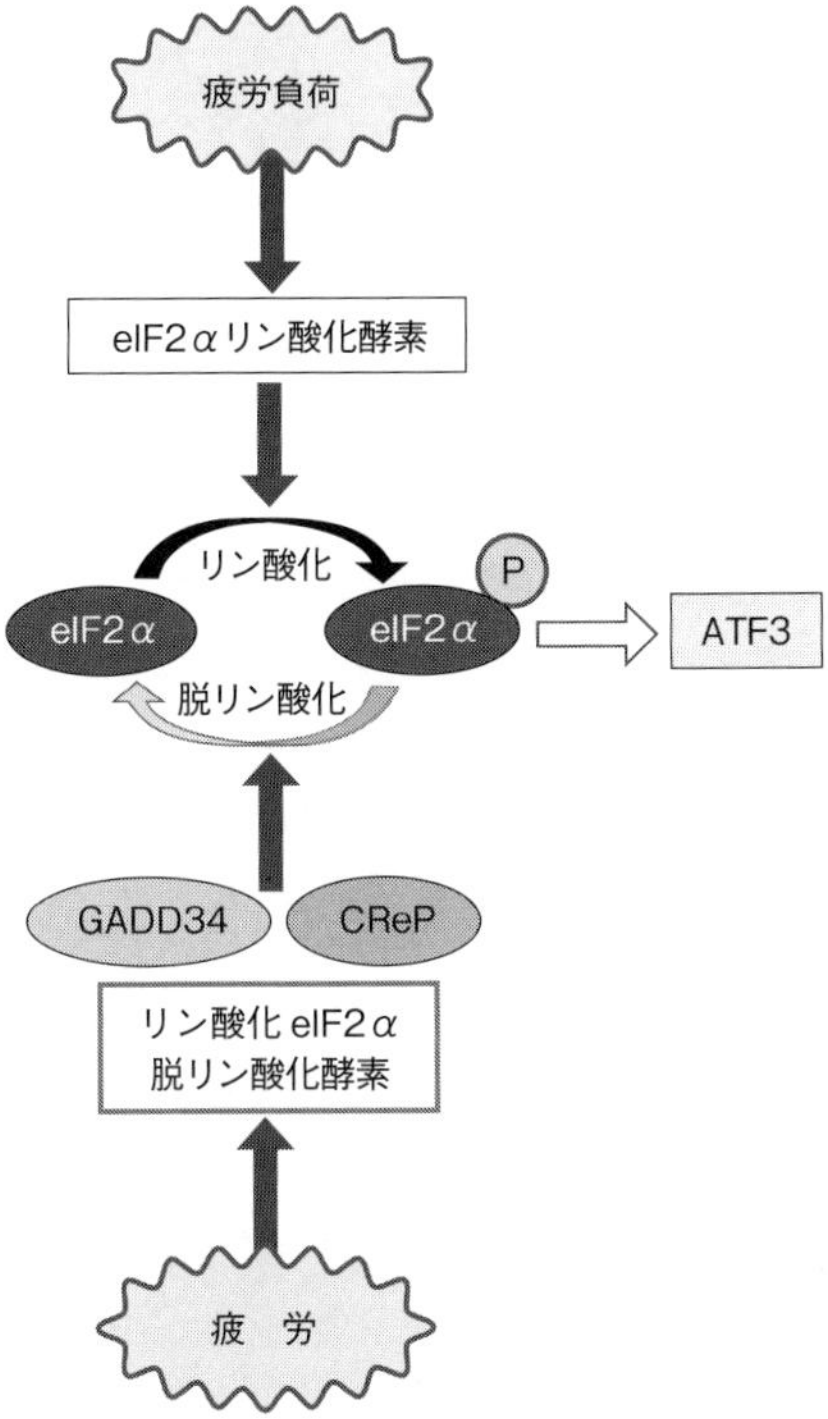

b

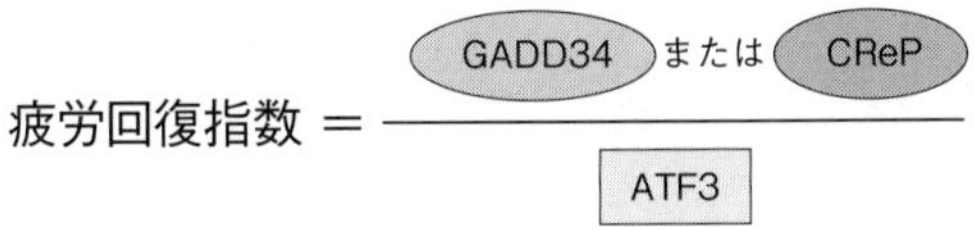

図 1-10　疲労の程度と疲労回復力の大きさを測定する

a：eIF2αのリン酸化は ATF3 の量で、脱リン酸化は GADD34 や CReP の量で測定できる

b：疲労回復指数の求め方

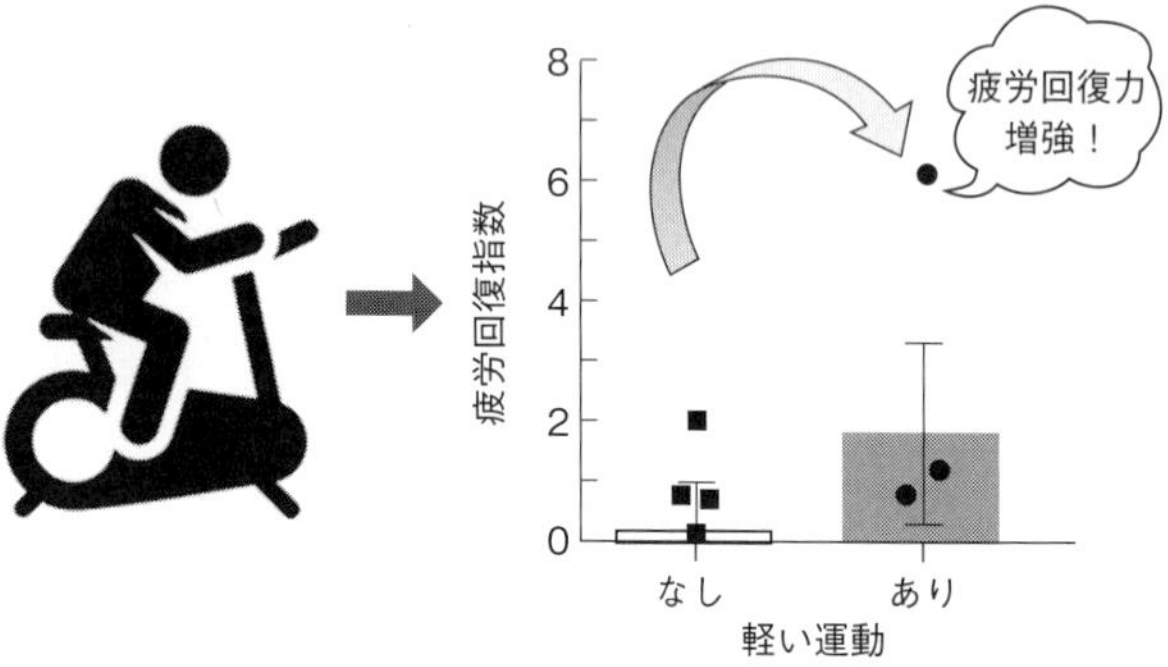

図 1-11　軽い運動は疲労回復力を増強させる

エアロバイクを無理のないペースで1時間ほど漕ぐなどの、軽い運動を1〜3ヵ月続けたあとに血液細胞中の疲労回復指数を測定したところ、全体として、疲労回復力が増強される傾向がみられた

脱リン酸化の働きをする酵素であるGADD34やCRePの量を測定することで、生理的疲労の程度と、疲労回復力の大きさを調べることができるのです（図1－10ａ）。

これらの分子は、血液の細胞でも変化するので、採血で調べることも可能です。

疲労そのものを減少させるには、ＡＴＦ３の産生量に比べてGADD34やCRePの産生量の比率が大きいことが必要です。すなわち、疲労回復力が大きいということは、GADD34やCRePの産生比率が大きいということなのです。

GADD34またはCRePの量をＡＴＦ３の量で割ったものを、われわれは「疲労回復指数」と呼んで疲労回復力の指標としています

（図1－10b）。

ところで、疲労回復には軽い運動が効果的、といった話をよく聞きます。これは本当なのでしょうか？

本当だとして、運動すると、疲労そのものが減少するのでしょうか？　それとも「疲労感」が減少しているだけなのでしょうか？

われわれは被験者に軽い運動を1ヵ月から3ヵ月ほど続けてもらって、そのあと「疲労回復指数」を測定してみました。その結果、軽い運動をしたグループでは、疲労回復指数が上昇していました。これは、軽い運動によって適度な生理的疲労がもたらされたことにより、疲労回復力が増強されたためであると考えられます（図1－11）。つまり、軽い運動は疲労感を減少させるのではなく、疲労回復力を高めることで生理的疲労そのものを減少させるのです。

ビタミンB₁不足は疲労回復力を低下させる

次に、疲労回復に本当に効果のある食品は何かをみていきます。

疲労と関係する食品成分と聞いて真っ先に思いつくのは、ビタミンではないでしょうか。とくに、不足すると脚気《かっけ》を生じるビタミンB₁は、明治時代に日本の高木兼寛《かねひろ》（1849～192

0）と鈴木梅太郎（1874〜1943）が発見したことから、私たち日本人には馴染みの深いビタミンです。
脚気はひどい倦怠感を伴いますので、ビタミンB_1と疲労との関係は早い時期から注目されていました。ビタミンB_1が多くのビタミン剤や栄養ドリンクに疲労回復効果をうたって配合されていることも、ご存じの方は多いかと思います。ビタミンB_1というよりも「アリナミン」と言ったほうがピンとくるかもしれません。あの有名な製品は、吸収力を高めたビタミンB_1のことなのです。

われわれはこのビタミンB_1に、本当に疲労回復効果があるのかどうか、調べてみました。ビタミンは通常、不足していることが問題となるので、ビタミンB_1を含まない食事をマウスに4週間与えて、疲労回復指数がどのようになるかを観察しました。

その結果、ビタミンB_1不足の状態が4週間続いたことによって、マウスの疲労回復指数は著しく減少したのです（図1－12）。これにより、ビタミンB_1が不足すると、疲労回復力が大きく低下することがわかりました。

ただし、栄養ドリンクで大量に摂取することがよいのかどうかは、この結果からは何ともいえません。

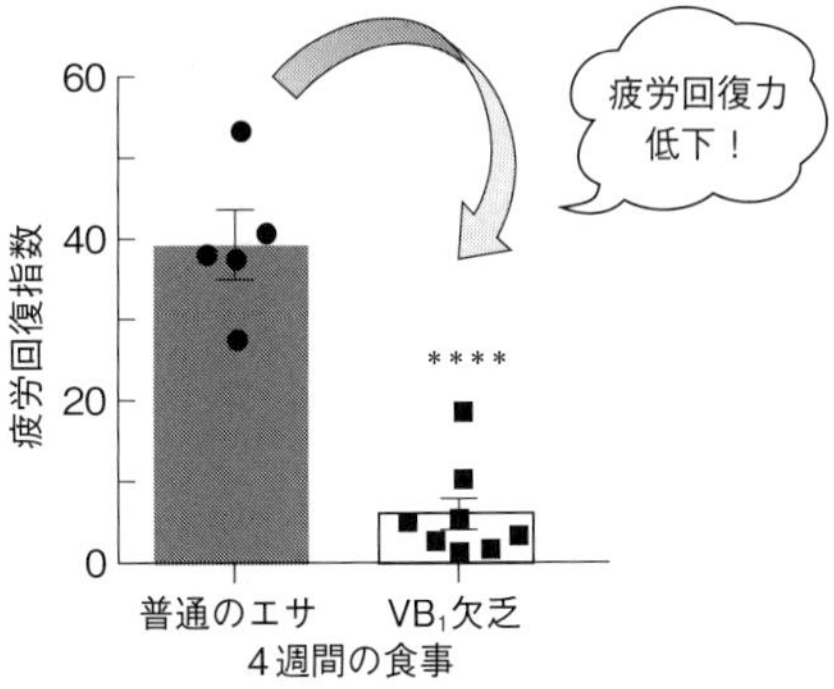

図1-12　ビタミンB1不足のマウスは疲労回復力が低下した

ビタミンB1欠乏食を4週間与えたマウスの肝臓で測定した疲労回復指数。ビタミンB1欠乏食を与えた群では、普通のエサを与えたマウスより著しく疲労回復指数が減少している（4つの＊は確かに差があることを示す）

日本人は肉や小麦といったビタミンB_1を多く含む食事の摂取が、欧米人に比べて少ない傾向にあります。かつては米の糠《ぬか》の部分からビタミンB_1を摂取していたのですが、きれいに精白した米を食べるようになったために、ビタミンB_1が欠乏するようになりました。

また、飲酒によってビタミンB_1は体内で大量に消費されてしまうので、飲酒量が多い人はビタミンB_1不足になりやすいことがわかっています。日本人の約3分の1がビタミンB_1不足であるという報告もあります。

製薬会社の片棒を担ぐつもりはないのですが、ビタミンB_1が不足すると本当に疲労回復力を低下させてしまうので、継続的に摂取することを心がけたほうがよいと思います。

ちなみに、日本人のビタミンB_1不足が近年は改善されてきたのは、ビタミン剤が開発されたことに負うところが大きいといわれています。それほどまでに、白米を食べるようになった日本人はビタミンB_1不足だったのです。

そのほかの「本当に疲労を回復させる」栄養成分

ほかに、疲労回復効果がある栄養成分にはどのようなものがあるでしょうか。

われわれは疲労回復指数を中心に見ながら、eIF2α リン酸化や、炎症性サイトカインに関わる因子に影響を与える栄養成分も調べていきました。

しかし、その調査は簡単ではありませんでした。

さきほど説明したように、世の中で「疲労に効く」とされている食品には、抗酸化作用によって「疲労感」を減少させるだけの食品成分が含まれている可能性が高いと考えられます。本来ならわれわれは、そうした食品は除外して調べていくべきでしょう。ところが、抗酸化作用があると報告されているものを全部はぶいてしまうと、その中に本当に生理的疲労を回復させる成分が含まれている食品があったら、それまで見落としてしまうことになりかねません。

そうしたこともあって、いろいろと苦労した末に、われわれは4種類の栄養成分に、リン酸化eIF2α脱リン酸化酵素を増加させる作用や、疲労回復指数を増加させる作用、すなわち生理的疲労を回復させる作用があることを見出しました。

また、これらの栄養成分はいずれも、心臓での炎症性サイトカイン産生を抑制していました。このことは、eIF2αリン酸化を減少させることによって組織の炎症による障害を防いでいることを意味します。これは、抗酸化物質が肝臓におけるeIF2αリン酸化と炎症性サイトカイン産生を抑制して「疲労感」のみを減少させるのとはかなり様子が異なります。

ただ、残念なことに、これら4種類の成分の、肝臓における炎症性サイトカイン産生抑制作用は、抗酸化物質ほど強くはありませんでした。このことは、これら4種類の物質を摂取しても、「疲れがとれた」という実感は得られにくいことを意味しています。さきほども述べましたが、これでは疲れがとれた実感がないので、メーカーとしては商品として売りにくいという判断になりかねません。

これらはいわば、疲労に関する研究の進展や、ユーザー側での疲労に関する理解がなければ実現しない商品ということになるでしょう。疲労という問題の解決には、こうした条件をクリアすることも重要なのです。

では、4種類の栄養成分を紹介していきましょう。

■ガンマ・オリザノール

米糠に含まれる成分で、高脂質血症や心身症に対する治療薬としても用いられます。疲労回復をうたった総合ビタミン剤にも配合されていますが、この場合は、神経に作用して痛みを軽減する効果が期待されているようです。

われわれの調査ではリン酸化eIF2α脱リン酸化酵素の増加が観察されたので、疲労回復に効果があると考えられます。また、心臓における炎症性サイトカイン産生も抑制しました。

■ケルセチン

タマネギやリンゴなどに多く含まれる成分で、抗酸化作用や抗炎症作用があることから、サプリメントにも使用されています。

リン酸化eIF2α脱リン酸化酵素の増加が観察されたので、疲労回復に効果があると考えられます。また、心臓における炎症性サイトカイン産生も抑制しました。

■アンセリン

イミダゾールジペプチドの一種で、マスやカツオの筋肉や、鶏の胸肉に多く含まれます。また、疲労回復指数の増加が観察されましたので、疲労回復に効果があると考えられます。心臓における炎症性サイトカイン産生も抑制しました。

■ベータ・アラニン

上記のアンセリンや哺乳類の筋肉に含まれるカルノシンの分解によって生じる成分です。リン酸化 eIF2α 脱リン酸化酵素の増加が観察されたので、疲労回復に効果があると考えられます。また、心臓における炎症性サイトカイン産生も抑制しました。

第１章のポイント

- 疲労には生理的疲労と病的疲労がある。

- 生理的疲労の疲労感は、末梢組織の炎症性サイトカインが脳に入ることで生じる。
- 生理的疲労は、eIF2αがリン酸化して炎症性サイトカインを産生することで生じる。
- ストレス応答は疲労感を抑制する。
- 抗酸化作用のあるものは疲労感を抑制するが、疲労が蓄積して危険を招くおそれがある。
- リン酸化eIF2α脱リン酸化酵素の産生は生理的疲労を軽減する（軽い運動は効果的）。

第2章 慢性疲労症候群

病的疲労の代表格

ここまでは、いわば「健康な疲労」である生理的疲労の話をしてきました。健康な疲労とはいっても、過労による突然死など、重要な健康障害の原因となるわけですから、楽観視することはもちろんできません。

しかし、この章から第4章までで説明する病的疲労は、生理的疲労とはあきらかに異なる、深刻な状態です。

第1章でも少し述べましたが、病的疲労では、強い疲労感が数ヵ月から数年といった長い期間にわたって持続します。しかも、少々休息をとっても解消されることはありません。この点で、病的疲労はれっきとした疾患であり、生理的疲労とはまったく違うものです。

病的疲労を呈する疾患の代表的なものとしては、慢性疲労症候群、うつ病、そして新型コロナ後遺症といったものが挙げられます。なかでも、最も有名なのは慢性疲労症候群ではないでしょうか。

この疾患は私が大学院生のころに発見され、その後、私の研究テーマともさまざまな面で関わりを持ってきました。この章では、慢性疲労症候群について、もう知っている人も少なくなった裏話などもまじえながら、お話ししていきたいと思います。

2-1 慢性疲労症候群とはどのような疾患か

慢性疲労症候群は日本だけでも8万人から24万人の患者がいるといわれ、６ヵ月以上の持続的な疲労感のほか、図２－１に示すように免疫系、神経系、内分泌系など多系統の病態が関与する慢性疾患です。

慢性疲労症候群という疾患が認識されるようになったのは、１９８４年に米国ネバダ州で集団発生した疲労性疾患が発端です。集団発生は歓楽街で生じたので、最初は、性行為を介したウイルス感染が原因ではないかと考えられ、流行性疲労病とも呼ばれました。

この考えに拍車をかけたのが、ヒトヘルペスウイルスＨＨＶ－６の発見です。ＨＨＶ－６はいまでこそ、突発性発疹という赤ちゃんの病気を引き起こすウイルスだということがわかっていますが、当時はＡＩＤＳ患者の血液細胞から発見されたばかりだったので、ＡＩＤＳの免疫不全に関係する危険なウイルスだと考えられていました。

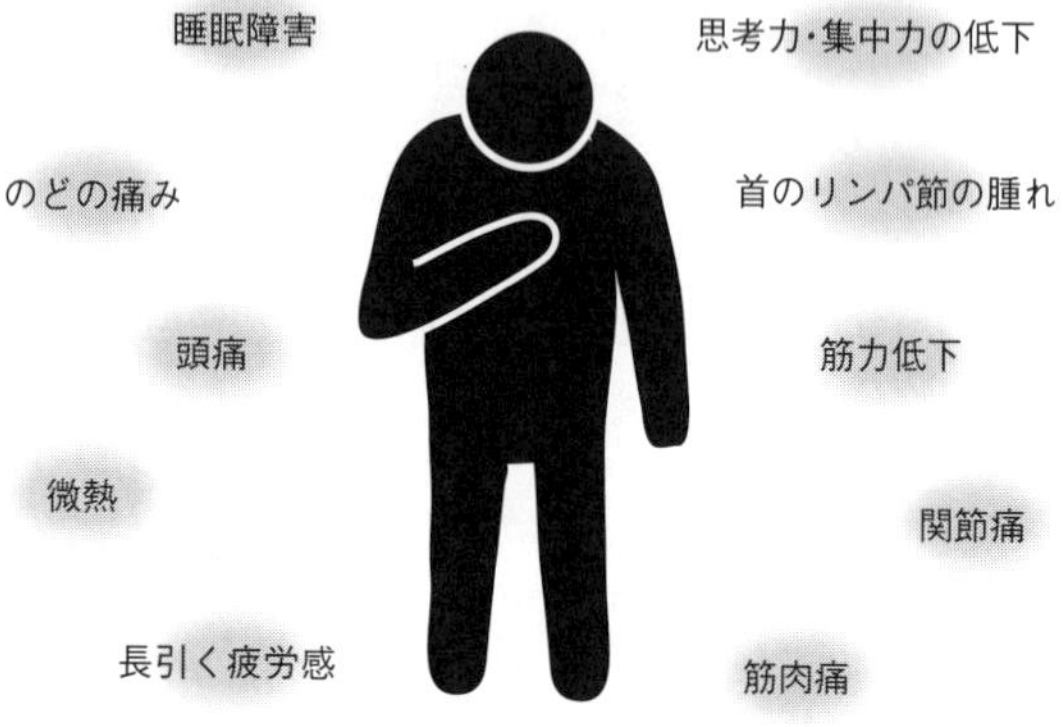

図 2-1　慢性疲労症候群の症状

「長引く疲労感」以外にも多くの症状がみられる。「筋肉痛」も高頻度でみられるため、正式名称は「筋痛性脳脊髄炎／慢性疲労症候群」（ME/CFS）とされている

流行性疲労病も最初は、性行為を介したウイルス感染、つまりＡＩＤＳのような病気であると考えられましたので、さっそく、流行性疲労病の患者がＨＨＶ－６に感染したことがあるかが調べられました。

流行性疲労病の患者の血清中にＨＨＶ－６の抗体があるか調べた結果は、はたして、１００％の患者が陽性でした。つまり、流行性疲労病の患者はすべてＨＨＶ－６の感染歴があることが示されたわけです。

これは当時、世界的な大ニュースとなりました。ＡＩＤＳに次ぐ新たな免疫不全ウイルスの発見ということであれば、騒然となるのも無理はありません。

しかし、おわかりの方もいらっしゃるかもしれませんが、このとき、もし対照（コントロール）として、健康な人の血清も調べていたら、そちらも１００％、陽性になっていたはずです。というのも、ＨＨＶ－６が引き起こす突発性発疹はほとんどすべての人が赤ちゃんのときにかかるので、健康な人も、どんな病気にかかっている人も、全員がＨＨＶ－６に対する抗体は陽性になるからです。

この騒ぎはいったんは収束しましたが、慢性疲労症候群はウイルスが関係するのではないか、ＨＨＶ－６が怪しいのではないか、という余韻はその後も残りました。

生理的疲労との違い

慢性疲労症候群において引き起こされる疲労には、病的疲労の定義そのままに、強い疲労感が数ヵ月から数年といった長期間持続するという特徴があります。この疲労は、少々の休息をとっても解消されることはありません。

以下に、この疾患における疲労の特徴をさらに挙げていきます。

（1）唾液中でのＨＨＶ－６の再活性化がみられない

われわれは慢性疲労症候群などの病的疲労が、仕事などによる生理的疲労とまったく異なるのかどうかを調べるために、慢性疲労症候群患者の唾液中でＨＨＶ－６が再活性化しているかどうかを調べてみました。

序章で説明しましたが、生理的疲労では、体内に潜伏感染しているＨＨＶ－６が疲労の負荷によって再活性化し、唾液中へ放出されます。また、第1章では、そうした再活性化のメカニズムから、生理的疲労の原因がeIF2αのリン酸化であることがわかったという話もしました。

このことから、もし慢性疲労症候群の患者でもＨＨＶ－６の再活性化がみられれば、慢性疲労症候群の疲労は、生理的疲労に何らかの要素がプラスされて病的疲労が生じていると考えることができます。逆にＨＨＶ－６の再活性化が見られなければ、慢性疲労症候群の疲労と生理的疲労は、根本的に発生のしくみが異なることになります。

結果は、慢性疲労症候群の患者にはＨＨＶ－６の再活性化はみられませんでした。

このことから、慢性疲労症候群の病的疲労は、仕事や訓練のしすぎなどによる生理的疲労とはまったく異なるメカニズムで生じていることがわかりました。

（２）労作後倦怠感

慢性疲労症候群の疲労の特徴としては、「労作《ろうさ》後倦怠感」（Post－exertional malaiseの頭文字をとってＰＥＭ）という現象もあります。

これは、軽い労作（仕事や運動）やストレスのあと、数時間～48時間後に、急激に強い倦怠感（だるさ）が出てしまうという症状のことで、慢性疲労症候群の診断基準の一つとされるほど、よく見られる症状です。

慢性疲労症候群ではＨＨＶ－６の再活性化がみられないのは、慢性疲労症候群の患者はＰＥＭが生じるせいで、ＨＨＶ－６が再活性化するほどの生理的疲労を蓄積させることができないと解釈することもできます。

このＰＥＭについての謎も、第５章で解明します。

慢性疲労症候群という名称について

流行性疲労病はその後、「慢性疲労症候群」（chronic fatigue syndrome）と命名されました。しかし、当事者にとっては、この名前は侮辱的であったようです。

「はじめに」でも述べたように、欧米人は疲労（fatigue）に悪い印象を持っています。これ

は実際に私が経験したことなのですが、慢性疲労症候群の患者会の人から、

「自分は疲労するなどという弱い人間ではない。慢性疲労症候群などと呼ぶのはやめてほしい」

といわれたことがあります。この人は日本人ですが欧米生活が長かったので、欧米人に近い感覚を持っていたのかもしれません。

こうした事情もあったために、この疾患のことを慢性疲労症候群ではなく「筋痛性脳脊髄炎」(myalgic encephalomyelitis)と呼んでほしいという要望がヨーロッパの患者たちから出されました。筋痛性脳脊髄炎というのは1938年に報告された神経疾患で、慢性疲労症候群とよく似ています。このようなこともあって、慢性疲労症候群は、現在では筋痛性脳脊髄炎/慢性疲労症候群というのが正式名称となっています。英語での略称は「ME/CFS」となります。

私たち日本人は疲労という言葉に侮辱的な意味は込めていないので、単に慢性疲労症候群と呼んでもよいような気がするのですが、この章では世界の基準にならって、慢性疲労症候群をME/CFSと呼ばせていただくことにします。

ME／CFSの診断と鑑別

さてそれでは、慢性疲労症候群あらためME／CFSとは、どのような症状を呈する病気なのか、どのように診断すればよいのかと問われると、これが意外に難しいのです。

診断に関しては、６ヵ月以上持続ないし再発を繰り返す疲労があり、他の慢性疲労をきたす疾患・病態は除外する、などの診断規準に従ってきちんと診察すれば、診断することができます。

しかし厄介なのが、うつ病などの類似の症状を示す疾患が併存してもよいことになっている点です。ME／CFSで、なおかつうつ病ということも許されるのです。

とくに病気の原因を究明しようというときには、この診断基準では、この患者さんの疲労感はME／CFSによるものかもしれないし、うつ病によるものかもしれないということになり、とても困ります。

ME／CFSの診断や鑑別で最も困るのは、診断のための簡便な検査法がなく、他の疾患を除外するための検査に頼っていることです。診断のための検査方法を開発するには、疾患の原因や病態がある程度わかっている必要がありますが、ME／CFSは研究がまだそこまで進んでいないのです。

2-2 ME／CFSはなぜ起こるのか

このようにME／CFSの原因はほとんど不明なのですが、病態としては、大きな特徴があります。それは、脳内で炎症が生じていることです。この点が、末梢の組織で生じた炎症性サイトカインが脳に入って起こる生理的疲労とは根本的に違うところです。

このようなME／CFSの原因の候補としては、以下のようなことが議論されています。

ME／CFSの原因は何か　①ウイルス説

さまざまなウイルスや細菌の感染後には、疲労感が続く場合があることが知られています。これは「感染後疲労」と呼ばれ、ME／CFSも、何らかの病原体の感染によって生じる可能性が高いと考えられています。病原体に関してはいまのところ、最初のHHV‐6騒ぎの名残もあって、ウイルスが疑われています。

ウイルス説のなかでも有力視されているのは、ヘルペスウイルスです。ヘルペスウイルスは序章でも述べたように、小児期に最初の感染を生じ、その後、一生涯にわたって潜伏感染が続きます。これが疲労以外にも、免疫不全や免疫異常によって再活性化し、検出されることになります。ME／CFS患者でも免疫異常をともなう場合が多く、そのためにさまざまなヘルペスウイルスの再活性化が観察されます。

(1) エプシュタイン・バーウイルス (EBV)

ヘルペスウイルスの再活性化がME／CFSの原因になるかどうかを判定することはとても難しいのですが、ヘルペスウイルスの一種であるエプシュタイン・バーウイルス（EBV）は、検出される頻度が高く、ウイルス量が多いことから、かなり有力視されました。

とくに疲労感の強い患者の血液中に大量のEBVのDNAが検出されたことで、EBVとME／CFSとの関係は決定的かと思われました。

しかし、ここで観察された患者は、疲労感は強いもののME／CFSではなく、慢性活動性EBV感染症と呼ばれる別の病気であることが、のちにわかりました。この病気はEBVによって生じる白血病の一種で、かなり悪性の疾患です。疲労の原因は、白血病によるものだったわけです。

ただ、EBVの話にはまだ続きがあります。

多発性硬化症という神経疾患があり、運動麻痺などの神経症状のほかに、疲労感を特徴としています。この疾患の原因は不明ですが、EBV感染が強い危険因子であると考えられているのです。

もしかしたらEBVは、ME／CFSとは別のところで、疲労と関係しているのかもしれません。

(2) ヒトヘルペスウイルス6 (HHV-6)

HHV-6とME／CFSとの関係は、最初の大騒ぎのあとにも、ME／CFS患者からHHV-6のDNAが検出される、ということがあったりなどして、その関係が疑われてきました。ただ、唾液中でHHV-6の再活性化が見られないことは、前に説明したとおりです。

HHV-6の増殖を抑制するガンシクロビルという抗ウイルス薬を、ME／CFSの治療に用いるという臨床試験が行われたこともあります。結果は、効くとも効かないとも、はっきりしませんでした。この結果から、一部のＭＥ／ＣＦＳがＨＨＶ－６と関係することは否定はできませんが、ＨＨＶ－６はＭＥ／ＣＦＳのメジャーな原因ではなさそうです。

このように、ＭＥ／ＣＦＳの原因ウイルスをとらえるのはなかなか難しいのです。

（３）異種指向性マウス白血病ウイルス関連ウイルス（ＸＭＲＶ）事件

ただでさえ難しいのに、ときどき、捏造《ねつぞう》などというとんでもないことをやってくれる輩《やから》がいるので、話はさらに厄介になります。

有名な一例として、異種指向性マウス白血病ウイルス関連ウイルス（Xenotropic murine leukemia virus-related virus：ＸＭＲＶ）についての事件が挙げられます。

２００９年にＭＥ／ＣＦＳの患者からＸＭＲＶが特異的に高頻度で検出されたという論文が米国の科学誌『サイエンス』に掲載されたことから、事件は始まりました。

論文の内容自体が、ウイルス学者から見るとかなり怪しいものでした。私も意見を求められた新聞記者に「この論文は捏造ですよ」とお答えして、嫌がられた憶えがあります。

この論文では、感染性のあるＸＭＲＶがＭＥ／ＣＦＳ患者の血液から検出されたという点が注目を集め、一時はＭＥ／ＣＦＳ患者からの献血が中止されるなど、かなり騒がれました。

しかし結局は私の見立てどおり、発表の翌年には、論文の結果が再現できないという報告が他の研究グループから相次いで発表され、２０１１年には論文は取り下げとなりました。さらに、論文の責任者が逮捕されるというオチもついて、この問題は終結しました。

ＭＥ／ＣＦＳの原因は何か　②自己免疫説

ＭＥ／ＣＦＳの患者の血液からは、多くの種類の自己抗体、すなわち、自分の体組織のタンパク質などを攻撃してしまう抗体が検出されます。

前にも少しふれましたが、自分の体を攻撃する抗体、さらにはその抗体をつくっている自己免疫反応は、体全体や特定の組織に障害を与えます。さらに、自己免疫反応は長期的に持続することが多いので、ＭＥ／ＣＦＳとよく似た病態を呈します。

では、この自己抗体がＭＥ／ＣＦＳの原因といえるかというと、残念ながら、必ずしもそうとはいえないのです。

理由を説明しますと、ＭＥ／ＣＦＳの患者には何らかの免疫異常があって、自己免疫反応を起こしやすい、というところまでは問題ありません。しかし、このような疾患は、じつはほかにもたくさんあります。そのため、検出される自己抗体が実際にＭＥ／ＣＦＳのような症状を引き起こすかどうかが、動物実験などで証明されるまでは、ＭＥ／ＣＦＳの原因が自己免疫であるとはいえないのです。

じつは、検出される自己抗体と疾患との関係がはっきりと確認されているのは、自己免疫疾患のなかでもギラン・バレー症候群、重症筋無力症、天疱瘡《てんぽうそう》など、ごく一部に限られているのです。ＭＥ／ＣＦＳでは自己抗体と病態との関係は示されていません。

したがって、ＭＥ／ＣＦＳ患者で検出される自己抗体が、ＭＥ／ＣＦＳの原因なのか、それともＭＥ／ＣＦＳの結果として生じているのかは、いまのところ不明といわざるをえないのです。

2-3 ＭＥ／ＣＦＳの問題点

ここまでＭＥ／ＣＦＳについて、その歴史、病態、原因についてみてきました。なかなか難しい病気だという印象を受けられたことと思います。

原因ウイルスがわからない

これまでの研究の経緯から、ME／CFSはウイルス感染と何らかの関係があることはたしかなように思われます。少なくともME／CFSとして分類されている疾患の一部はウイルス感染と関係し、感染後疲労としてME／CFSを発症していると考えられます。

しかし問題は、ME／CFSを引き起こすウイルスは何であるのかが不明であるということです。もし、原因ウイルスが複数ある場合、Aという研究室で研究しているME／CFSと、Bという研究室で研究しているME／CFSは、症状は似ているけれど別の病気であるという可能性もあります。実際に、ME／CFSの診断基準は、比較的ゆるいものなので、同じ病気を研究しているという保証はないのです。

なぜゆるい基準にしているかというと、原因ウイルスがもっと早く見つかると思われていたからです。基準をゆるくして多くの患者を調べることで、早く原因ウイルスを見つけようと考えられていたわけです。原因ウイルスがわかれば、そのウイルスがどのようなメカニズムで病的疲労を引き起こすかも明らかになると期待されます。

しかし、現在、この作戦はうまくいっているとは言い難い状況です。

ＭＥ／ＣＦＳの研究は、病態のメカニズムや治療法の研究がおおいに遅れています。それというのも、繰り返しになりますが、原因となるウイルスが不明だからなのです。

見えてきた新型コロナ後遺症との類似性

しかし最近、ＭＥ／ＣＦＳにとって光明となりそうな事実が明らかになってきました。それは、新型コロナ後遺症との類似性です。

全世界に大きな災厄をもたらした新型コロナウイルス感染症はようやく収束に向かいつつありますが、その後遺症は依然として、人類にとって脅威でありつづけています。２０２３年の終わりになってもなお、多くの人が、強い疲労感や倦怠感、さらにはうつ病などに悩まされています。

ところが、この新型コロナ後遺症と、ＭＥ／ＣＦＳは、症状がとてもよく似ていることがわかってきました。さらには、発症機構についても、両者には多くの類似性があると考えられるようになったのです。

もしも、新型コロナ後遺症の研究をすることがＭＥ／ＣＦＳの解明にもつながるのであれば、これは大きな朗報です。なにしろ、新型コロナ後遺症の原因は当然ながら、新型コロナウイルスであることがわかっているのですから、原因ウイルスがわからないME／CFSよりも格段に研究が進めやすくなります。

このことについては、のちほどまた、くわしく説明することにしましょう。

第2章のポイント

- ME／CFS（慢性疲労症候群）は、代表的な病的疲労である。
- ME／CFSの発生メカニズムは、生理的疲労とはまったく異なると考えられる（唾液中でHHV－6の再活性化がみられない）。
- ME／CFSの患者は、脳内で炎症が発生している。
- ME／CFSの原因はウイルスである可能性が高いが、どのウイルスが関係しているかはよくわかっていない。

第3章 うつ病

究極の病的疲労

うつ病が「病的疲労」だといわれても、あまりピンとこないかもしれません。うつ病の症状といえば、気分が落ち込んでいる状態、すなわち抑うつ気分だと思うのが普通だからです。くわしい方なら、「喜びの消失」というものもうつ病の症状だということも、ご存じかもしれません。でも、疲労感が続くからといって「うつ病かもしれない」と思い至る方は少ないのではないでしょうか。

しかしながら、世界保健機関（ＷＨＯ）におけるうつ病の診断基準であるＩＣＤ－10によると、うつ病の3大症状には「抑うつ気分」「喜びの消失」とともに「疲労感」が挙げられています。疲労感は、うつ病の主要な症状の一つとされているのです。

実際、精神科や産業医の先生に話を聞くと、うつ病の患者さんは初診時に「気分がうつです」と言ってこられることはあまりなく、「疲れがひどいです」と言って来院される方が多いそうです。うつ病の疲労は長期間にわたって持続し、少々の休息では回復しません。だから、うつ病は病的疲労であると考えられるのです。

うつ病の発症機構にはいまだに不明な点が多いのですが、間違いなさそうなのは、脳内で何らかの炎症が生じているということです。脳内の炎症にともなって産生される炎症性サイトカインが、生理的疲労と同様に脳に働きかけて、疲労感を発生させていると考えられます。

また、疲労はうつ病の症状であるだけでなく、重要な原因でもあります。「はじめに」でお話ししたように、過労死の原因の一番目に挙げられるのはうつ病による自殺なのです。

このように、うつ病の原因でもあり、また結果でもある疲労の研究は、うつ病の解決のためには不可欠なのです。ところが、ここでも欧米の「疲労軽視」の姿勢が顔を出します。

WHOの基準ではうつ病の3大症状は「疲労感」「抑うつ気分」「喜びの消失」であるといいましたが、米国精神医学会の診断基準であるDSM－5によると、うつ病と診断するために必須な症状は「抑うつ気分」または「喜びの消失」となっており、「疲労感」が消えてしまっているのです。

疲労を無視したうつ病研究がうまくいくとは思えませんので、これは由々しき問題です。疲労研究は日本の研究者が頑張らなければならないと「はじめに」でお話ししましたが、うつ病の研究もまた、欧米まかせにはしておけないようです。

3-1 うつ病患者の脳では何が起こっているのか

うつ病の危険因子「SITH-1」を発見

前章での慢性疲労症候群の説明でも述べたように、原因がわからないまま疾患発症のメカニズムを議論しても、何もわかりません。

しかし、幸いにもわれわれは最近、うつ病を引き起こす危険因子であると考えられる遺伝子が、HHV-6が宿主の体内で潜伏感染しているときに産生されているのを発見することができました。この遺伝子をわれわれは、「SITH-1」と名づけました。SITH-1は「シスワン」と発音します。命名の由来は、のちほどお話しします。

SITH-1がつくるタンパク質に反応して産生される抗体をうつ病患者が持っているかを調べたところ、約80％のうつ病患者が陽性でした。そして陽性の場合のうつ病になりやすさは、陰性の場合の12・2倍にものぼることがわかりました。

科学的には、ある因子が原因の一つである場合は、「原因」とは言いきらずに「危険因子」と言うにとどめるのが正しいのですが、この数字は、「ＳＩＴＨ－１がうつ病の原因である」と言っても過言ではないほどの値です。

慢性疲労症候群の病的疲労においては、「原因が不明」という問題が発生メカニズムの解明を妨げてきました。しかしＳＩＴＨ－１の発見により、うつ病の病的疲労においては、この問題を乗り越えた議論ができるかもしれない、という期待が高まってきました。

結論を先に言ってしまうと、ＳＩＴＨ－１がどのように病的疲労をもたらすかを解明することによって、うつ病の問題がかなり解決することがわかったのです。この章では、ＳＩＴＨ－１がうつ病の原因であることがどうしてわかったのか、われわれはＳＩＴＨ－１をどのように発見したのか、など、ＳＩＴＨ－１とうつ病との関係を、順を追って説明していきます注。

注
うつ病は疾患名として表記するときは「大うつ病」と表記されます。しかし本書では「大うつ病」よりも広い意味を持つ「うつ病」という言葉を用いて、「大うつ病」に限らない広い意味でのうつ病について説明します。くわしくは巻末の補足説明3をご覧ください。

そもそもうつ病とは何か

ＳＩＴＨ－１がなぜうつ病を引き起こすのかを知るためには、うつ病患者の脳では何が起こっているのかを知る必要があります。しかしそれ以前に、そもそもうつ病とはどんな病気なのか？　を正しく知らなくてはなりません。

うつ病の定義、すなわち診断規準は、簡単にいうと以下のようなものです。

まず、次のどちらかがあることは必須です。

●ほとんど一日中、抑うつ気分を感じる
●ほとんど一日中、すべての活動に興味や喜びを感じない

次に副次的な症状としては、

○食欲が減退または増加する
○不眠または睡眠過多
○精神運動性の焦燥または制止
○易疲労性または気力の減退
○無価値観または罪責感

○思考力や集中力の減退
○死についての反復思考
が挙げられます。

これらのうちの5つ以上が2週間続くと、うつ病が疑われます。

また、他の病気がないことも条件となります。

かなりしっかりと条件を決めてはいますが、そもそも原因が一つに決まるような性質のものではないことは、この診断規準を見れば明らかです。

しかも、この診断規準には検査項目は何も入っていません。

原因が不明なために、うつ病の研究をしている各々の研究者が、本当に同じ病気の研究をしているのかどうかさえわからないという点は、慢性疲労症候群と似ているともいえます。

それでも、うつ病の原因探しをしている過程で、うつ病とはどんな病気なのか、うつ病患者の脳内ではどんなことが起こっているのかが、少しずつ明らかになってきました。

まずは、うつ病の原因に関わる主な説を紹介しながら、うつ病患者の脳では何が起こっているのかをみていきましょう。

うつ病の脳で何が起きているのか　①心因説

この説は、うつ病の原因は心理的な問題であるというよりは、そもそもうつ病は病気ではないとする考え方です。

うつ病で生じる抑うつ気分や喜びの消失は、物事を深く考えているからこそ生じることであり、これは個性であって、病気ではないというわけです。

うつ病の偉人というと、日本人では作家の芥川龍之介や太宰治など、海外の大天才としては、進化論のチャールズ・ダーウィンや数学者のゲオルク・カントールなどなど、枚挙にいとまがありません。

心因説は決して古い考え方ではなく、現在でも心因説をとっている医師は多く存在します。そうした人たちは、ネットなどで自身の病院を紹介する際にも、できるだけ薬剤を使用しない治療であることをうたっています。

心因説にしたがえば、うつ病になっても患者の脳は、基本的には変化しないということになります。

うつ病の脳で何が起きているのか　②モノアミン仮説・セロトニン仮説

　脳内で働く神経伝達物質のうち、ドーパミン、ノルアドレナリン、セロトニンなどを総称して「モノアミン」といいます。モノアミンには大ざっぱにいうと、脳の機能を高め、気分を高揚させる働きがあります。うつ病の「モノアミン仮説」とは、うつ病は脳内のモノアミンが不足することが原因で発症するという説です。

　この説の始まりは、イプロニアジドという抗結核薬を投与された結核患者が、興奮したり陽気になったりするという発見でした。調べてみると、この薬はモノアミン分解酵素を阻害してモノアミンの分解を阻み、脳内のモノアミンの濃度を上昇させることがわかりました。

　そこで、脳内モノアミン濃度の低下がうつ病の原因ではないかと考えられるようになり、脳内モノアミン濃度を上昇させる薬剤が抗うつ薬としていろいろと開発されたのです。

　やがて、これら抗うつ薬の中でも、モノアミンの一つのセロトニンの濃度を選択的に上昇させる選択的セロトニン再取り込み阻害薬（ＳＳＲＩ）と呼ばれる薬剤は、より高い抗うつ効果を示すことがわかりました。そこで、うつ病の原因は脳内のセロトニンの不足であると考えられるようになったのです。これが「セロトニン仮説」です。

しかし現在では、モノアミン仮説もセロトニン仮説も、うつ病の原因説としては誤っていると考えられています。

その理由は二つあり、一つめは、これらの薬剤が抗うつ効果を発揮するのに、投与してから2週間から1ヵ月かかることが挙げられます。もしモノアミンやセロトニンの不足がうつ病の原因だとすると、投与直後から効き目がないとおかしいと考えられるのです。

二つめの理由は、うつ病患者の脳を調べても、実際にモノアミンやセロトニンが不足しているという証拠が得られないことです。

とはいえ、これらの抗うつ薬は、うつ病患者の少なくとも半数にはとても有効であることも確かなのです。したがって、何らかの機能は果たしているはずです。それは何なのかについては、モノアミンやセロトニンが過剰になることで気分を上昇させるとする説、SSRIが神経成長作用を持っていてうつ病患者で機能が低下している神経を修復するとする説など、いくつかの仮説があります。

ただ、いずれにしても、これらの仮説からも、うつ病患者の脳がどのように変化しているのかは見えてこないようです。

うつ病の脳で何が起きているのか　③脳内炎症説

うつ病の原因として現時点も最も有力とされているのは、脳の炎症、とくにミクログリアやアストロサイトといった脳の免疫機能に関係するグリア細胞での、炎症性サイトカイン産生の亢進《こうしん》による、という説です。

この説はもともとは、リウマチや感染症などによって体の末梢部分に持続的な炎症がある人では、うつ病のような抑うつ気分などが高い頻度でみられるという現象が発端になっています。このことから、うつ病は炎症性サイトカインが脳に働きかけることで生じるのではないかと考えられるようになったのです。

そういわれると、あれ？　どこかで聞いたことがある話だぞ、と思われた方もいらっしゃるでしょう。そう、これは第1章で述べた、生理的疲労によって疲労感が生じるメカニズムと、炎症が起こる場所が末梢か脳内かの違いはあっても、同じなのです。それでは、なぜ一方が「うつ病」になって、一方は「疲労感」でおさまるのでしょうか？

先回りして言えば、じつは、この疑問の答えが見つかれば、うつ病の予防や治療の方法が見つかるはずだと、いま考えられています。そしてこの本も、この疑問の答えを見つけることを大きな目的の一つにしています。しかし、そこまでの道のりは簡単ではありませんので、これから順を追って明らかにしていこうと思います。

話をもとに戻します。

うつ病の原因が脳の炎症であるという説は、死亡したうつ病患者の脳の調査や、うつ病患者のPET（Positron Emission Tomography）検査、実験的に脳に炎症を誘導した動物による実験結果など多くの検査から、ほぼ確かであると考えられています。

すると、うつ病の原因はなにかという問題は、「うつ病患者での脳の炎症の原因はなにか」という問題に絞られてきます。

本書がこの問いに答えるのは、第5章となります。まだ少し先は長いですが、どうかおつきあいください。

3-2 うつ病の遺伝子を探す

ところで、私たちがうつ病の原因は何かと考える場合、この「原因」という言葉には、二つの要素が含まれています。

一つは、「ストレスが原因で起きる」とか、「過労が原因で起きる」などという場合の原因です。これは、ストレスや過労といった、その人がおかれた環境という要素が原因となっている場合であり、「環境因」とも呼ばれます。

もう一つは、ストレスや仕事量が同じでも、うつ病になる人とそうでない人がいるように、その人自身の「素因」が原因となっている場合です。あとでくわしく述べますが、うつ病は中等度の遺伝性がある疾患で、遺伝率は30～50％といわれています。遺伝性があるということは、素因が原因の一つであることの証拠です。

実際は、環境因と素因が相互作用することによってうつ病が発症するのですが、ここでは話をわかりやすくするために、まずは素因に絞ってみていきましょう。

ヒトゲノムを解析してうつ病の遺伝子を探す

疾患の素因が何かを探索する場合に、最近の研究手法として、とりあえず行うのがゲノム解析です。

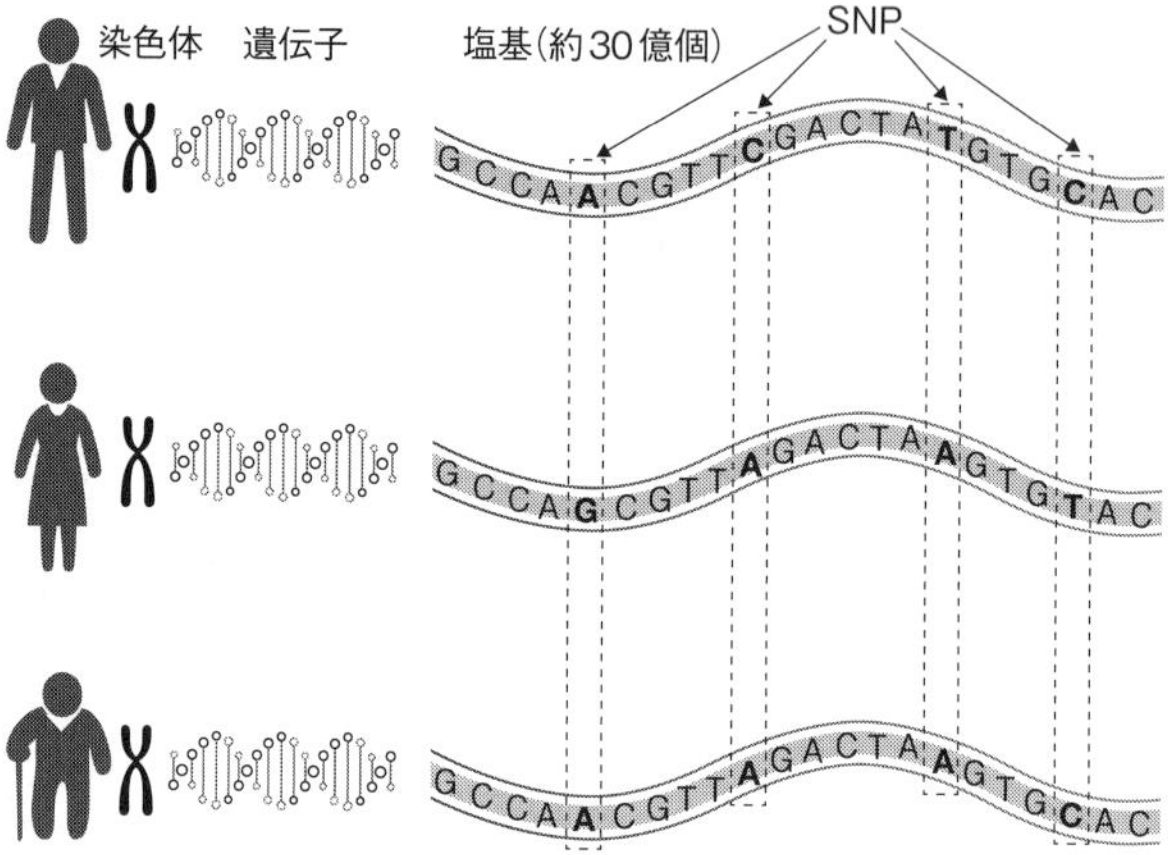

図 3-1　ヒト染色体の全ゲノム解析

患者と健常人の染色体やミトコンドリアのDNAの塩基配列を比較することで、疾患に特異的な遺伝子変異を探る。多くの研究では、患者と健常人を数千人ずつ比較するが、うつ病ではこの数では疾患に特異的な遺伝子が見つからないので、最近では数十万人〜100万人以上で比較している。だが人数を増やしてもオッズ比が増えるわけではなく、オッズ比の小さい遺伝子がたくさん見つかることになる。現在は、うつ病に関係する遺伝子は1万3000個ほどあると推定されているが、そのオッズ比は最大でも1.05である。塩基配列解析が安価になってきたとはいえ、これだけの数の全塩基配列を決定するのは費用がかかる。そこで、塩基配列の変わりやすい部分をあらかじめ探しておいて疾患との関係を探る「スニップ」（一塩基多型：Single Nucleotide Polymorphismを略してSNP）という手法がよく用いられている。本文に出てくる「GWAS」もスニップを利用した方法である

「ヒトゲノム計画」と呼ばれる、ヒトのゲノムのすべての塩基配列を解析して、疾患の原因探しなどに役立てようという計画については、皆さんもご存じのことと思います。一般的には、ゲノムワイド関連解析（ＧＷＡＳ）という方法で、患者の染色体の遺伝子と、健常人の染色体の遺伝子の異なる部分を探します（図３－１）。ヒトの全ゲノムを患者と健常人で比べようというわけです。その結果、健常人と異なる遺伝子が見つかれば、それが疾患関連遺伝子ということになります。

この手法が開発された当初は、これでようやく、すべての疾患の原因が明らかになる、と非常に大きな期待を集めたものでした。

こういうと読者の皆さんは、「病気の原因というのは、そんなにわかっていないものなのだろうか？」と思われるかもしれませんが、じつは病気の中で、原因がわかっているものはそう多くはないのです。

たとえば、糖尿病は「インシュリンが不足している」という病態はわかっています。このため、不足したインシュリンを補えば治療ができることもわかっています。しかし、なぜインシュリンが不足しているのかという原因はわかっていないのです。そのため糖尿病は、いまだに根本的な治療や予防ができないままです。ほかの疾患も、多くは似たような状況です。

話をヒトゲノム解析に戻します。実際にヒトゲノムをGWASで解析してみると、見つかった遺伝子変異のオッズ比（簡単にいうとその遺伝子変異によってその疾患に何倍なりやすくなるかという影響力の目安）は、平均で1・33にすぎませんでした。つまり、その遺伝子変異によってその疾患になる確率は、健常人より1・33倍だけ高くなるということです。オッズ比が3を超えるものは、ごくわずかにすぎませんでした。

これでは、ヒトの病気の原因が遺伝子とは関係ないということになってしまいそうですが、決してそうではありません。じつは、オッズ比の大きな遺伝子は、ヒトゲノム計画が始まる前に、ある方法によってすでに探り尽くされていたのです。

それは、家系図を使った方法でした。教会などによって収集された、何世代にもわたる家系図と、疾患の記録が、疾患の遺伝性の研究に非常に力を発揮していたのです。つまり、オッズ比が大きい遺伝子は、この時点ですでに見つかっていたのです。

このような事情から、ある遺伝子が疾患関連遺伝子かどうかを判定する基準は、ハードルを下げざるをえず、オッズ比が1・2、すなわち、その疾患に1・2倍なりやすくなる遺伝子変異という基準に定められました。この基準が甘いものであることは、皆さんもおわかりいただけると思います。うつ病の疾患関連遺伝子探しも、そんな甘い基準で行われました。

失われた遺伝率

ところで、うつ病と同じ精神疾患に属する統合失調症や双極性障害（躁うつ病）では、オッズ比が１・２以上の疾患関連遺伝子が、それぞれ数十個見つかりました。遺伝子変異がいくつか集まると疾患の原因となるという「ポリジーン遺伝」と呼ばれる考え方があります。オッズ比が低い遺伝子変異でも、複数集まれば、ある程度の影響力を持つというわけです。

そして、疾患関連遺伝子を非常に多く持つグループと疾患関連遺伝子をほとんど持たないグループに分けると、疾患関連遺伝子を非常に多く持つグループは、持たないグループに比べて、統合失調症や双極性障害に10倍程度なりやすいことがわかりました。ちりも積もれば山となるということです。統合失調症や双極性障害は遺伝性が強い疾患なのですが、その遺伝率はこのように、ポリジーン遺伝である程度は説明がつきます。

ところが、うつ病はこれらの疾患とはかなり事情が異なっていました。オッズ比が１・２以上の疾患関連遺伝子が、一つも見つからないのです。

これは、かなり異例な事態です。

他の疾患を見渡しても、ヒトゲノムを解析して疾患関連遺伝子が一つも見つからないというのはかなり特殊なケースだと思われます。

うつ病の遺伝子が不思議なのは、これだけではありません。

さきほども説明したように、うつ病は遺伝性がある疾患です。これは偏見でも誤解でもなく、科学的に証明されていることですが、うつ病は30〜50％という遺伝率で遺伝することがわかっています。

30〜50％の遺伝率というと、高血圧の遺伝率とほぼ同じです。親が高血圧なので血圧が心配だという話はよく耳にすると思いますが、うつ病の遺伝率も、ある程度は表に現れて意識されるくらいのものであるということです。

ところが、繰り返しますが、オッズ比が1・2以上のうつ病の疾患関連遺伝子は見つかっていません。さらには、オッズ比が1・2未満の遺伝子にまで対象を広げてかき集めてポリジーンを考えても、うつ病の場合は、遺伝率の説明ができません。

このような遺伝は「失われた遺伝率」（missing heritability）と呼ばれ、通常のヒトゲノム解析では扱うのが難しいと考えられています。

うつ病は、「失われた遺伝率」の状態にある疾患なのです。

マイクロバイオームを解析してうつ病の遺伝子を探す

うつ病に限らず、ＧＷＡＳなどのゲノム解析は、当初の期待に反し、疾患の原因を突きとめるという目的を果たせたものはあまりありませんでした。

この状況を受けて出てきたのが、「ヒトの遺伝子は染色体だけでは決められない」という考え方です。たとえばヒトの体には、腸管を中心に約１００兆個もの細菌が棲みついています。これら細菌の集まりを「細菌叢」と呼び、腸の中のそれは「腸内細菌叢」、全身の細菌としてみた場合は「マイクロバイオーム」と呼んでいます。

マイクロバイオームを形成する細菌の細胞数は、ヒトの細胞数（約30兆個）を超えます。また、細菌の種類を考えると、ヒトのＤＮＡをすべて集めたときの染色体の１００倍を超える種類の細菌のゲノムがあると考えられています。

これらの細菌ゲノムもヒトに影響を与えるので、ヒトの遺伝子を考える場合にはマイクロバイオームのゲノムも対象とすべきだという考え方があるのです。染色体とマイクロバイオームの両者を調べれば、疾患のかなりの部分の原因がわかるだろうというわけです。

ところが、答えを先にいってしまうと、マイクロバイオームもまた、期待外れな結果になってしまいました。

マイクロバイオームはその大部分が腸内細菌からなります。そのため、マイクロバイオームがとくに関係する「炎症性腸疾患」と呼ばれる潰瘍性大腸炎やクローン病といった、原因不明の腸疾患が解明されることに最も期待が集まりました。ところが、マイクロバイオーム研究が最初につまずいたのは、これらの疾患でした。炎症性腸疾患の患者と健常人で、腸内細菌叢を形成する細菌ゲノムに違いが見つからなかったのです。

それでもマイクロバイオームのゲノムと疾患との関係は、その後も精力的に探索が行われました。しかし、その結果、マイクロバイオームとの関係が明らかになったのは、アレルギーと肥満（脂質代謝）などに限られ、特定の疾患との関係は見つかりませんでした。

うつ病についても、マイクロバイオームのゲノム解析では原因になるような因子は見出されていません。したがって現在のところ、マイクロバイオームとうつ病との関係は、マイクロバイオームの変化によって腸でのサイトカイン産生が亢進することが、脳の炎症に影響を与えるのではないか、という仮説が提唱されるにとどまっています。

こういうと読者の中には、腸内細菌とうつ病に関係があることが動物実験でわかった、と何かの記事で読んだことがあるけど、と思われる方もいらっしゃるかもしれません。

しかし、じつは腸内細菌とうつ病との関係を示した動物実験というのは、腸内細菌を含めて、体中を無菌状態にしたマウス、いわゆる無菌マウスを用いたものなのです。その結果は確かに、「腸内細菌をなくすとうつ病になる」という現象が見られましたが、これを「腸内細菌がうつ病の原因になる」という現象とイコールで結ぶのは、少し無理があるように感じます。

腸内細菌の中から、うつ病を防ぐ因子のようなものが何か見つかりでもすれば、このような議論も成り立つかもしれませんが……。

バイロームを解析してうつ病の遺伝子を探す

このように、ヒトのゲノムを調べても、マイクロバイオームのゲノムを調べても、うつ病の原因となる遺伝子は明らかになりませんでした（うつ病に限らず他の疾患も、ですが）。

ちなみに、ヒトゲノムに比べてマイクロバイオームのゲノムは１００倍ほどもありますので、その検査にはそれなりのお金がかかります。

現在、ヒトゲノムの調査は一人あたり10万円ほどでできるようになりましたが、マイクロバイオームとなると、きちんとやればその１００倍の１０００万円ほどもかかる計算になります。オッズ比があまり高くない遺伝子の場合は通常、最低でも患者１０００人と健常人１００

0人の比較が必要ですので、一回の調査で、200億円かかる計算になります。これは日本では研究費の中でも最大規模となる金額です。

これだけの調査をしても見つからないのですから、ゲノム解析によってうつ病の原因となる遺伝子を探す試みは、これで終わりにすべきなのでしょうか？

いいえ、そんなことはありません。ヒトの体にあるゲノムは、染色体と細菌のものだけではありません。

ヒトの体には、ウイルスも共存しているからです。

これらのウイルスは、「バイローム」(virome) とも呼ばれます。バイロームは、次の2通りのウイルスから構成されています。

・バクテリオファージ……マイクロバイオームの細菌に感染しているウイルス

・潜伏感染・持続感染ウイルス……ヒトの体内でヘルペスウイルスのように潜伏感染しているウイルスや、ゆっくり増えながら長期間存在する持続感染を起こしているウイルス

これらバイロームも、ヒトの染色体やマイクロバイオームとともにまとめて解析することを「メタゲノム解析」と呼びます（図3－2）。その調査には、染色体やマイクロバイオームだけの調査とは比べものにならないほどの困難が予想されます。しかしもう、うつ病の原因といえ

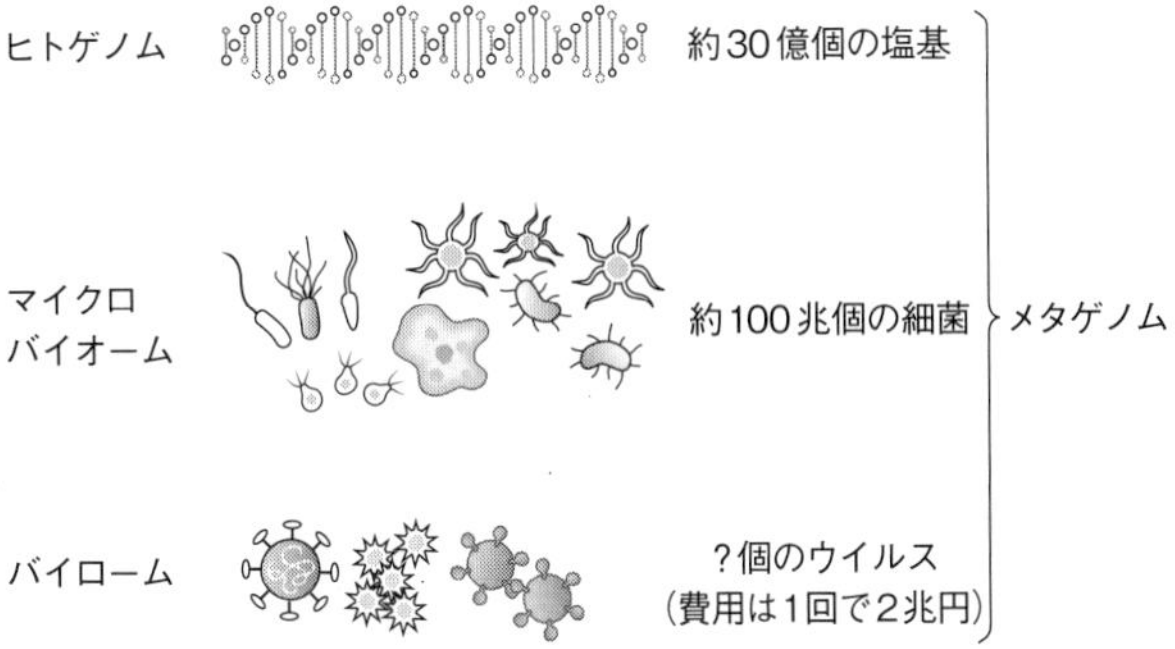

図3-2　メタゲノム解析という考え方

期待ほどの成果を上げなかったヒトゲノム解析にかわり、ヒトに影響を及ぼしうる細菌叢（マイクロバイオーム）や、ヒトあるいは細菌叢に感染してヒトに影響するウイルス（バイローム）もヒトの遺伝子として扱う「メタゲノム解析」が開発された。「メタゲノム」は、「上の次元」という意味の「メタ」とゲノムを合成した用語で、もとは細菌などを環境ごとに調べることを指していたが、ここではヒトの遺伝子を常在する細菌やウイルスといった環境ごとに解析するという意味で使われている。

ちなみに、細菌叢には腸内細菌のほか、皮膚や口腔内などの常在細菌も含まれる。また、ヒトに直接感染する常在ウイルスは、潜伏感染しているヘルペスウイルス科のウイルスなど50種類程度が知られている。細菌叢に感染することでヒトに影響するウイルスは「バクテリオファージ」と呼ばれ、非常に多く存在すると考えられているそうな遺伝子を探すには、メタゲノム解析しかなさそうなのです。

では、2つの構成ウイルスを順にみていきましょう。

(1) バクテリオファージ

バイロームの構成要素のうち、細菌に感染しているウイルスがバクテリオファージです。しかし、感染している細菌がどの程度いるかはわかりませんし、一種類の細菌に何種類のウイルスが感染しているかもわかりません。そのため、膨大な数の遺伝子解析が必要になる点が、バクテリオファージの問題点です。

バクテリオファージを見落とさずに捕まえるためには、マイクロバイオームの100倍程度の遺伝子検査が必要になると考えられています。さきほど、マイクロバイオームの調査には一回で200億円かかるという話をしましたが、バクテリオファージでは、2兆円が必要という計算になります。

あまり現実的とは思えない数字です。

(2) 潜伏感染・持続感染ウイルス

それでは、ヒトの体に潜伏感染や持続感染を起こしているウイルスのほうはどうでしょうか？

このようなウイルスは、さらに二通りに分けられます。

一つは、ヒトの染色体の中に組み込まれている「レトロトランスポゾン」と呼ばれる遺伝子で、昔はレトロウイルスというウイルスであったものが、ヒトの染色体に組み込まれ、そのまま染色体の遺伝子になってしまったものです。「LINE-1」と呼ばれるものが有名です。

このウイルス遺伝子は、染色体の一部としても研究が行われています。これまでに、複数の疾患の症状を悪化させる可能性が指摘されていますが、いまのところ、なんらかの疾患の原因となることはないとみられています。

もう一つは、ヒトに感染したウイルスが潜伏感染や持続感染の形で長期間、場合によっては一生涯、ヒトの体に棲みつくものです。

ＨＨＶ－６などのヘルペスウイルス科のウイルスが、このタイプのウイルスの代表例です。

このようなウイルスは、50種類ほどあると考えられています。50種類なら調べる手間もたいしたことはないように思えますが、じつは別の困難があります。

これらのウイルスは、脳や心臓など、生きた状態の患者からは採取できないような重要な臓器に棲みついていることが多いのです。ヒトゲノムが血液細胞から、腸内細菌やバクテリオファージが便から得られるのとは対照的です。

しかも、ウイルスは宿主であるヒトが死亡すると、発現する遺伝子を劇的に変化させるので、死後の解剖から得られる検体からは正しい情報は得られず、生きている状態でウイルスが何をしているのかを観察する必要があります。しかし、そのような検体を得ることは非常に困難です。

これが、ウイルスの潜伏感染や持続感染を研究することの難しさです。

ならば、動物モデルを使用すれば？　と思われるかもしれません。しかし、ウイルスはただでさえ、「種特異性」といって感染する動物を限定する性質があります。しかも潜伏感染や持続感染の場合は、ヒトと同じ現象を起こす動物はさらに限定されます。ヒトのウイルスはヒトでしか潜伏感染や持続感染を起こさないと考えてよいほどなのです。

残された方法は、ヒトの細胞を培養して、潜伏感染や持続感染を成立させる実験系をつくり、そこで特異的に発現する遺伝子（これを「潜伏感染遺伝子」といいます）がうつ病の原因遺伝子かどうかを、ヒトの生体で証明するという方法です。

結論から先にいいますと、じつはわれわれはこの方法によって、この章の冒頭で述べたうつ病の原因となる遺伝子を発見したのです。

ここからは、その遺伝子「ＳＩＴＨ－１」について、くわしくお話ししたいと思います。

3-3 うつ病の原因遺伝子「ＳＩＴＨ-１」

これまでみてきたように、うつ病の原因となる遺伝子の探索は、もしそのようなものがあるとすれば、それはバイロームの中でしか見つからない、というところまで追い込まれました。

しかし、バクテリオファージのほうは天文学的な研究費が必要なので、現実的ではありませんから、ヒトに潜伏感染・持続感染しているウイルスから探しだすしかなさそうです。

そこで、第1章でお話しした、eIF2αのリン酸化が疲労をもたらすしくみの発見に続いて、再び、われわれのチームの専門が生かされることになりました。われわれの専門はヘルペスウイルス、とくにＨＨＶ－６の潜伏感染と再活性化です。

ＳＩＴＨ－１の同定は、ここから始まったのです。

2つの潜伏感染遺伝子が見つかった

われわれはHHV－6の潜伏感染遺伝子からうつ病の原因遺伝子を探すため、ヒトの培養細胞を用いて、HHV－6の潜伏感染・再活性化モデルを作成しました。

しかし、このモデルをつくるのは簡単ではありません。ほとんどの場合は、ウイルスが感染するにはするが、そのあと増殖しない「不稔《ふねん》感染」という状況になるからです。ウイルスが細胞の中に入るには入るが、感染はそこで止まってしまい、それっきりという状態です。

具合が悪いのは、この不稔感染を、潜伏感染だと主張する人がいることです。それもいちおう、ウイルスの専門家と称する人の中にです。

さらに厄介なのは、この不稔感染の状態で発現するウイルス遺伝子があることです。このような遺伝子は、ウイルスの増殖の最も早い段階で発現するもので、遺伝子発現は起こっても、ウイルス感染はそこで停止するのです。ウイルスはそのまま破壊されていってしまいますので、潜伏感染や再活性化といった段階に進むことはありません。にもかかわらず、このような遺伝子を潜伏感染遺伝子であると主張する人がいるのです。

こうした誤解もありますので、ウイルスが潜伏感染・再活性化を起こすモデルを作成するには、いくつかのハードルを越えなければなりませんでした。

われわれは、ヒトの末梢血から分離培養したマクロファージを利用した系と、神経を保護するグリア細胞の一種、アストロサイトの株化細胞（長期間、培養できるようにした細胞）を利用した系という2種類のモデルを確立しました。どちらの系も、いったんＨＨＶ－６潜伏感染が生じたのちに、刺激によって再活性化も起きる正真正銘の潜伏感染・再活性化モデルです。

これら2種類のモデルを用いて探索を続けたわれわれは、ついにＨＨＶ－６が潜伏感染した状態でヒトの細胞に発現する潜伏感染遺伝子を発見しました。

それは、おもにマクロファージで発現している「Ｈ６ＬＴ」と、アストロサイトで発現している「ＳＩＴＨ－１」です。ここからの主役はうつ病の原因遺伝子と考えられるＳＩＴＨ－１のほうですが、その前に、Ｈ６ＬＴも疲労と重要な関係を持つ潜伏感染遺伝子ですので、少し説明しておきましょう。

Ｈ６ＬＴは何をしているのか

第1章で生理的疲労のメカニズムについて説明したときに、ＨＨＶ－６は$eIF2\alpha$のリン酸化で再活性化するといいました。じつはこの性質を支えているのが、Ｈ６ＬＴなのです。

H6LTは、HHV-6の潜伏感染時に、おもにマクロファージで発現するmRNAです。このmRNAは、HHV-6が増殖するときのトリガーになる「IE1」と「IE2」というタンパク質をつくる遺伝子コードを持っています。

そんな遺伝子が発現していると、HHV-6が増殖してしまうのではないか？　と思われるかもしれません。ところが、このmRNAは、「upstream open reading frame」（uORF）という、タンパク質発現を止めるための構造を持っており、そのままの状態ではIE1とIE2はタンパク質として産生されず、ウイルスの増殖も始まりません。

じつは、このuORFという制御機構を外して、H6LTによるタンパク質の産生を開始させ、HHV-6の増殖を促す因子こそが、eIF2αのリン酸化なのです（図3-3）。HHV-6は潜伏感染中にH6LTを発現させて、eIF2αがリン酸化される、すなわち疲労という負荷がかかるのを、じっと待っているのです。

こんなしくみが、ウイルスにとって何の役に立つのでしょうか。HHV-6などのヘルペスウイルスは、そもそも何のために、潜伏感染と再活性化をするのでしょうか。

普通のウイルス感染では、ウイルスの構造を形成するカプシドやエンベロープなどのタンパク質が発現されていて、これらが免疫反応のターゲットとなるのですが、潜伏感染しているへ

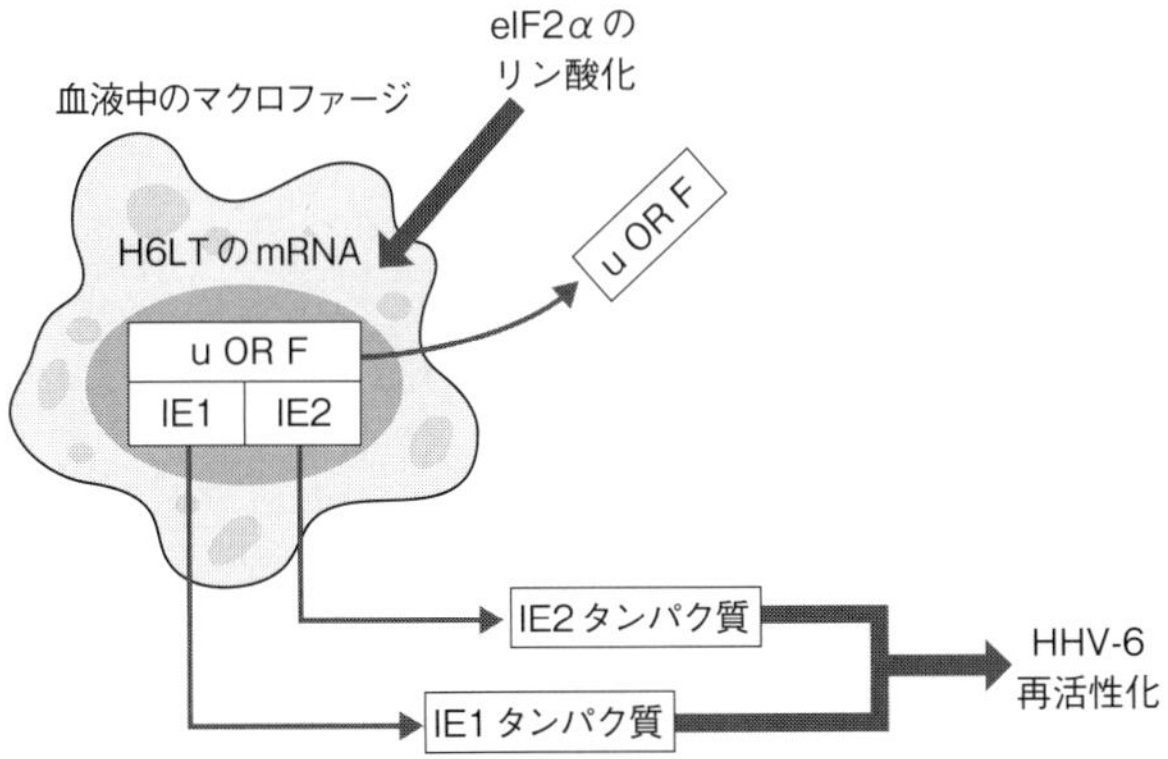

図3-3　HHV-6の再活性化におけるH6LTの働き

マクロファージで潜伏感染しているHHV-6は、潜伏感染遺伝子H6LTからmRNAを発現する。このmRNAは、HHV-6を再活性化する作用をもつ IE1タンパク質と IE2タンパク質をコードしているが、uORFの作用でタンパク質産生が止められている。しかしeIF2αのリン酸化によってuORFの制御が外れると、IE1タンパク質とIE2タンパク質が産生されるようになり、潜伏感染していたHHV-6が再活性化する

ルペスウイルスは、自分のゲノムの維持と再活性化に必要なタンパク質しか発現していません。このために、ヘルペスウイルスは免疫系に見つかりにくい状態にあります。そのままじっとしていれば、宿主であるヒトが死なないかぎり、自分のゲノムは安泰です。

でも、もしも宿主が死んでしまったら困りますよね？

そこでヘルペスウイルスは、宿主が死ぬ前に再活性化して、元気な宿主に乗り換えることで、宿主と道連れになるのを防ぐ能力をもっているのです。HHV-6の場

合は、宿主の疲労を感じとって、元気な若い宿主（多くは新生児）に乗り換えることで、自分の生存を保障しています。

そしてこの、疲労を感じとって再活性化するシステムを発動させているのが、eIF2α リン酸化に反応したＨ６ＬＴなのです。

ＨＨＶ－６が再活性化を開始すると、感染されているマクロファージは、速やかに唾液腺に移動して、唾液中に再活性化したＨＨＶ－６を放出し、これが他の宿主に感染するというわけです。生理的疲労が唾液中のＨＨＶ－６で測定できるのは、この遺伝子の働きなのです。

さて、少し寄り道が長くなってしまいましたが、ここからはいよいよ、ＳＩＴＨ－１についてみていきましょう。

ＳＩＴＨ－１は何をしているのか

ＳＩＴＨ－１は、ＨＨＶ－６が脳のアストロサイトで潜伏感染しているときに発現している潜伏感染遺伝子です。同じ「ＳＩＴＨ－１」という名前の、１５９アミノ酸からなる小さなタンパク質を産生します注。

では、ＨＨＶ－６は脳のどこのアストロサイトで潜伏感染しているのでしょうか。死体の解

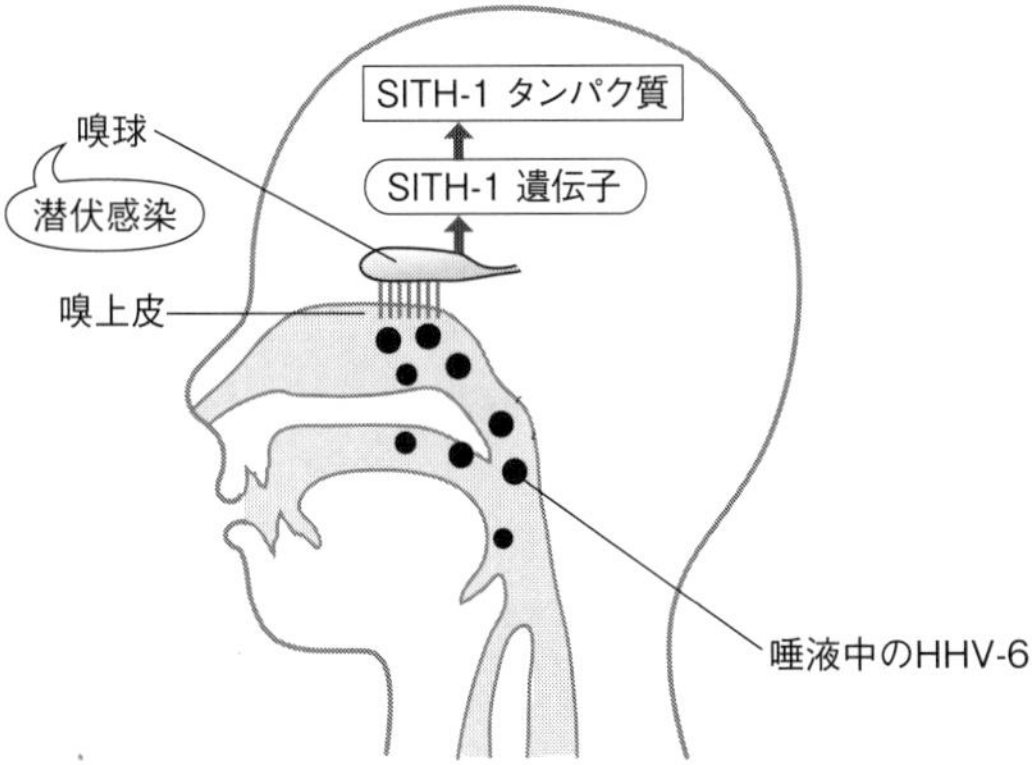

図 3-4　嗅球でのSITH-1の発現

疲労などにより唾液中のHHV-6が再活性化すると、鼻腔に唾液が入ることにより、嗅球の上皮にあるアストロサイトに感染する。感染したHHV-6は、アストロサイトで潜伏感染を成立させ、SITH-1を発現させる

剖によって潜伏感染部位を調べた海外の研究では、嗅覚の中枢にある「嗅球《きゅうきゅう》」という部位にある多数のアストロサイト

注

遺伝子の名前は、タンパク質と同じ名前をつけることが慣例です。このため「SITH-1」と言った場合、HHV-6のゲノムDNAのとき、mRNAのとき、タンパク質のときがあります。ややこしくて申し訳ありませんが、どの場合も「遺伝子からつくられるタンパク質」といった意味を含んでいますので、結局は同じものを指していることになります。ご理解のほど、お願いいたします。

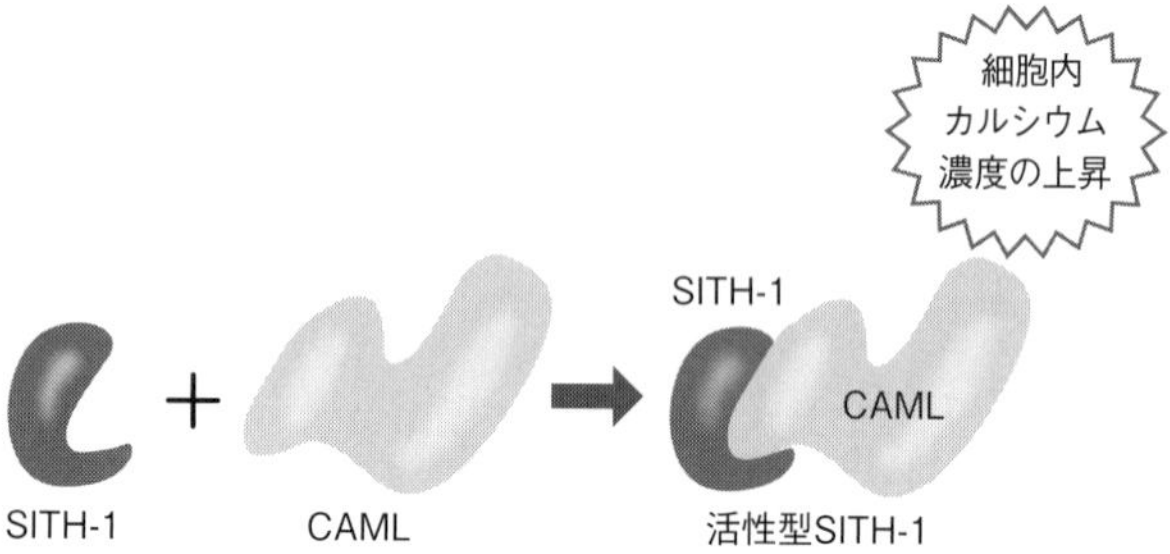

図 3-5　SITH-1はCAMLと結合して細胞内のカルシウム濃度を上昇させる

SITH-1は小さいタンパク質なので単独では機能しないが、細胞がつくるCAMLというタンパク質と結合して、細胞内のカルシウム濃度を上昇させる

で、HHV-6の潜伏感染が確認されています（図3-4）。

アストロサイトは嗅球以外の脳や脊髄などにも存在しますが、アストロサイトでのHHV-6の潜伏感染は2〜3ヵ月程度しか維持されないため、高頻度でHHV-6にさらされている部位にあるアストロサイトでのみ、HHV-6の潜伏感染が継続します。

そのような条件を満たしているのが、嗅球のアストロサイトです。嗅球は、唾液が届く嗅上皮に非常に近い場所にあるために、疲労によって再活性化されたHHV-6は嗅球に入り、アストロサイトで潜伏感染を成立させることで、SITH-1を発現するのです。

では、嗅球のアストロサイトに発現したSIT

H－1は、何をしているのでしょうか？

SITH－1は比較的小さいタンパク質（159アミノ酸）なので、これ単独で機能するということはなさそうに思えました。そこでわれわれは、SITH－1がヒト細胞のどのようなタンパク質と相互作用するのかを調べました。

その結果わかったのは、SITH－1は、細胞内のカルシウム濃度を上昇させる性質を持つタンパク質と結合するということでした。このタンパク質は「Calcium modulating ligand」（CAML）と呼ばれています。

そして、SITH－1はCAMLと結合することで細胞内のCAMLを増加させ、細胞内のカルシウム濃度を上昇させる働きを増強しているということもわかりました（図3－5）。

では、嗅球でSITH－1が発現し、それによって細胞内のカルシウム濃度が上昇すると、何が起きるのでしょう？

嗅球を障害するとうつ症状が起こった

それを調べる方法として、まず考えられるのは、HHV－6を動物の嗅球に感染させてSITH－1を発現させることでしょう。しかし、さきほども説明したように、ウイルスは種特異性が高く、ＨＨＶ－６もヒトにしか感染しないので、ＨＨＶ－６を使って動物実験をすることはできないのです。

そこでわれわれは、アストロサイトでＳＩＴＨ－１を発現するようなアデノウイルスベクターを作製し、マウスの嗅球に導入しました。アデノウイルスベクターとは、風邪や結膜炎の原因ウイルスであるアデノウイルスの遺伝子を改造して、感染した細胞で好きな遺伝子を発現させてタンパク質をつくれるようにした、いわば改造ウイルスです。増殖する能力を失わせているので、安全にタンパク質をつくることができます。ＨＨＶ－６をマウスに使うことはできないため、このようにして、嗅球のアストロサイトでＳＩＴＨ－１をつくらせたのです。

では、嗅球のアストロサイトでＳＩＴＨ－１を産生させたマウス（以下は「ＳＩＴＨ－１マウス」と呼びます）はどうなったかというと、ＣＡＭＬと結合して細胞内のカルシウム濃度を上昇させたあと、嗅球では、細胞死、すなわち「アポトーシス」が起こりました（図３－６）。

このことは、ある程度は予想がついていました。嗅球細胞にカルシウムを導入すると嗅球でアポトーシスが生じることは、他の研究者が過去に報告していたからです。

しかしそれだけではなく、ＳＩＴＨ－１マウスはうつ病に特徴的な症状を示したのです。

ＳＩＴＨ－１マウスのうつ症状は、マウスをしっぽで吊り下げて動きを観察し、マウスがあ

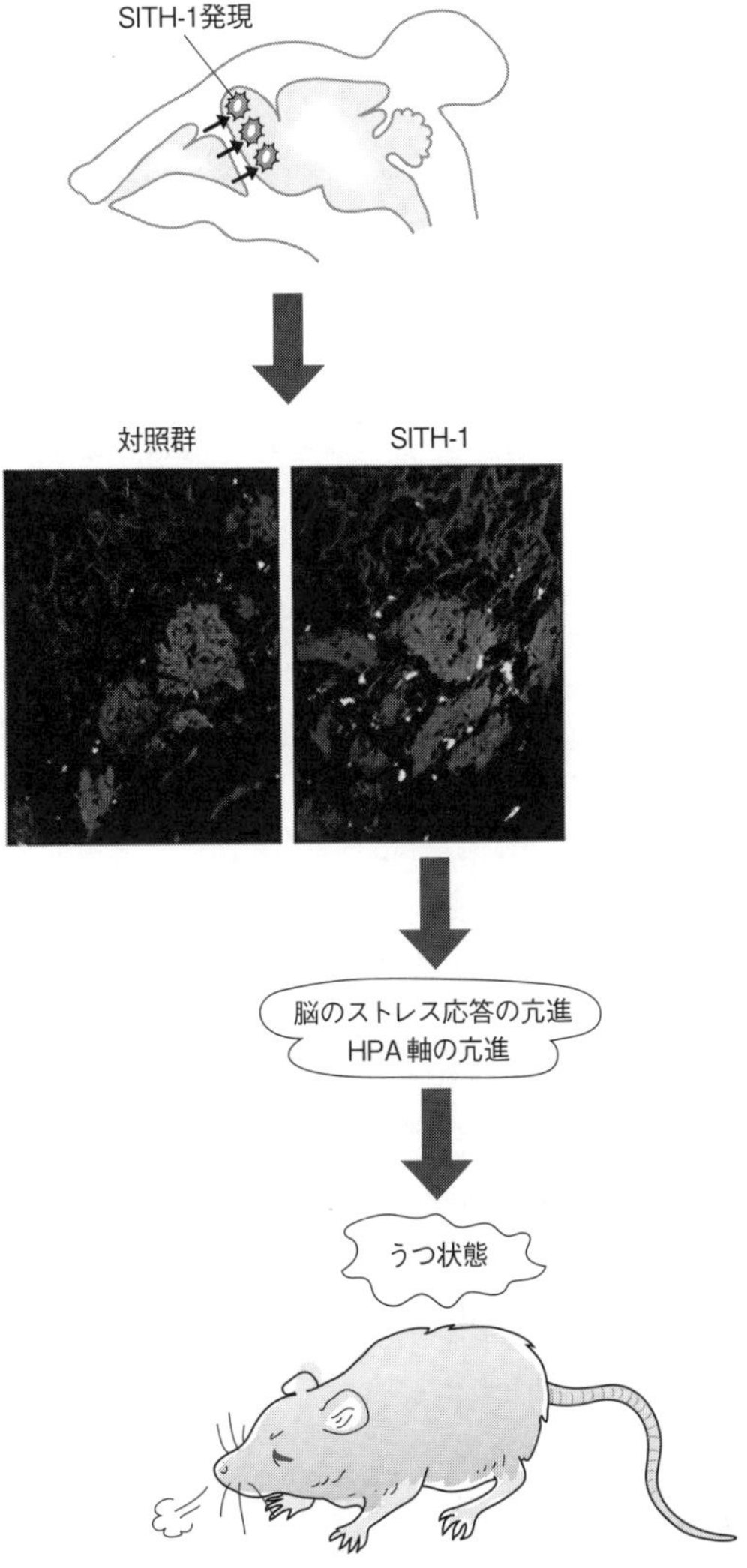

図3-6　SITH-1マウスで嗅球のアポトーシスとうつ症状が起こった

マウスの嗅球のアストロサイトでSITH-1を発現させると、嗅球の細胞がアポトーシスを起こした。さらに、脳のストレス応答やHPA軸の亢進が生じ、マウスはうつ病とよく似た症状を呈した。右の写真で明るく光っているのがアポトーシスによって分解された細胞のDNAで、細胞の核の中に複数見られるきらめやすくなるかどうかを調べる「尾懸垂試験」という方法と、砂糖水に対する興味を調べることで喜びの消失が起こったかどうかを判定する方法で観察できました。どちらも動物を用いたうつ病の実験では標準的に用いる方法です。

このことは、歴史的に見てもとても面白い現象でした。

嗅球は当初、「怒りの中枢」であると考えられていました。その後、マウスやラットの嗅球を外科的に摘出すると、うつ症状がみられることがわかりました。この嗅球摘出マウス／ラットは、現在でも抗うつ薬の効果判定など、うつ病モデル動物として利用されています。

しかし、こうしたモデルはあくまでも薬剤の効果を調べるためのものであって、ヒトのうつ病のモデルであるとは考えられてきませんでした。ヒトのうつ病患者で嗅球が摘出された例はなかったからです。

しかし、文献をくわしく検索すると、うつ病患者では嗅覚障害がみられるとか、うつ病患者の嗅球の体積をＣＴなどで調べると健常人の嗅球の体積よりも小さいなど、うつ病と嗅球との関係は、細々とですが報告されていることがわかりました。

これらの事例は、嗅球を摘出していないヒトでも、嗅球が障害を受けることで、うつ病が引き起こされることを示唆しています。もし嗅球が障害された原因がわかれば、これらの現象は一つにつながります。

では、その原因とは何でしょうか。われわれは当然、ヒトの嗅球に発現したSITH－1が、マウスの場合と同様にアポトーシスを起こした可能性を考えました。

SITH－1はうつ病の原因だった！

マウスと同じ現象がヒトでも起こるのか？　われわれは、それを調べました。

潜伏感染するウイルスは脳や心臓に感染するため、生きたヒトの潜伏感染細胞を採取するのが難しいことは、すでに説明しました。嗅球の細胞も、理由もなく採取することはできないので、うつ病患者が嗅球を摘出するような病気にかかるのを待つしかありません。さらに、コントロールとして健常人の嗅球も必要です。しかしこれは、現実的にはほとんど不可能です。

では、どうすればよいでしょう？

突破口は、SITH－1はウイルスがつくったものである、というところにありました。ウイルスのタンパク質は、つまり外敵のタンパク質ですから、もしSITH－1が産生されていれば、患者の免疫はSITH－1に対する抗体をつくっているはずです。

はたして調べてみると、うつ病患者の79・8％の人が、SITH－1に対する抗体を持っていることがわかったのです。

これに対して、うつ病患者でない人がＳＩＴＨ－１に対する抗体を持っている割合は、24・4％でした。計算すると、ＳＩＴＨ－１抗体を持っていることのうつ病発症に関するオッズ比は、12・2であることがわかりました（図３－７）。ざっくりいうと、ＳＩＴＨ－１抗体を持っている人は、持っていない人に比べて12・2倍、うつ病になりやすいということです。

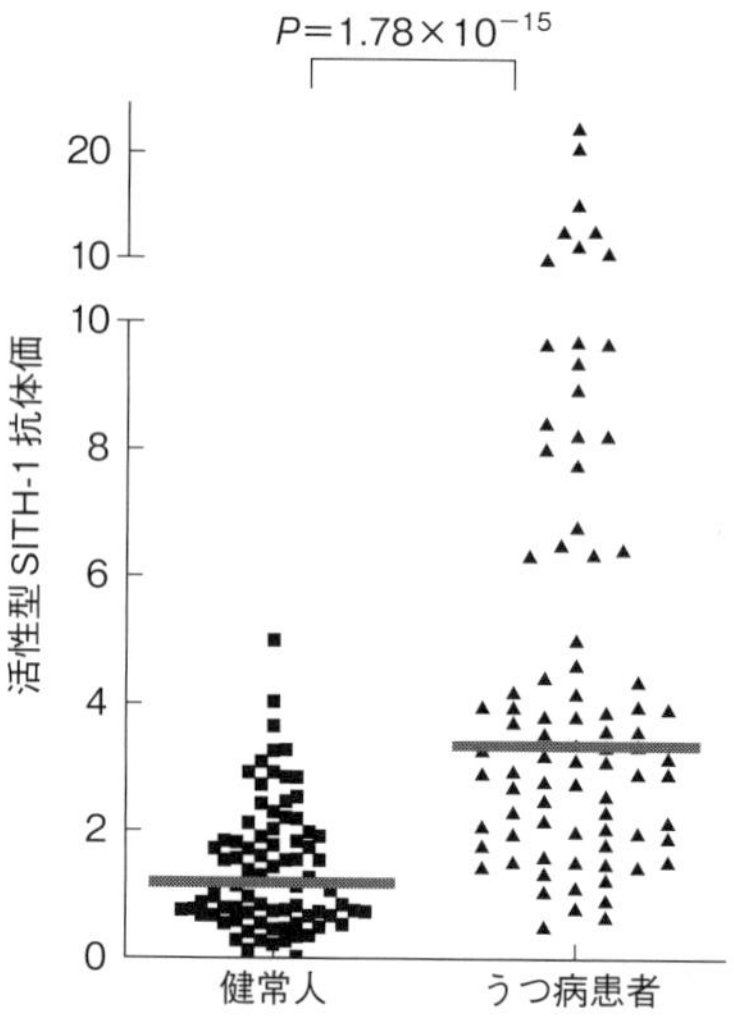

図 3-7　うつ病患者と健常人の抗活性型SITH-1抗体価

健常人とうつ病患者の、SITH-1に対する抗体（抗活性型SITH-1抗体価）を持っている割合を比較したもの。抗体価は抗体の量と結合の強さを合わせた量で、「活性型のSITH-1タンパク質」がどの程度産生されたかの指標となる。活性型のSITH-1とは、SITH-1とCAMLが結合した、カルシウム濃度を上昇させる活性のある複合体である。

図中のP=1.78×10^{-15}は、健常人とうつ病患者の測定値が逆転する確率。つまり、とんでもなく値が異なっていることが示されているちなみに、このとき調べたＳＩＴＨ－１に対する抗体は、単独のＳＩＴＨ－１に対してつくられたものではなく、図３－５で示した、細胞内カルシウムの増加を引き起こすＣＡＭＬとの結合物に対する抗体でした。このような抗体がつくられているということは、うつ病患者で検出されるＳＩＴＨ－１に対する抗体が、細胞内カルシウムを増加させて嗅球のアストロサイトにアポトーシスを起こし、うつ症状を誘導するといううつ病の原因に、特異的に反応したものであることも示唆しています。

ヒトゲノムを解析してうつ病に関連する遺伝子変異を探した話をしたとき、オッズ比が１・２を超えるものは一つも見つかっていないと言いました。これと比べて、オッズ比12・２というのはとても大きな数字です。

この結果から、ＳＩＴＨ－１はうつ病の原因遺伝子と考えられること、とくにＳＩＴＨ－１の発現があるかないかにより、同じ負荷がかかっていてもうつ病になりやすい人となりにくい人がいるといった素因の部分に関係していると考えられることがわかったのです。

ＳＩＴＨ－１は健常人のうつ症状の原因にもなっている

しかし、健常人でもＳＩＴＨ－１に対する抗体を持っている人が24・４％もいるのは、なん

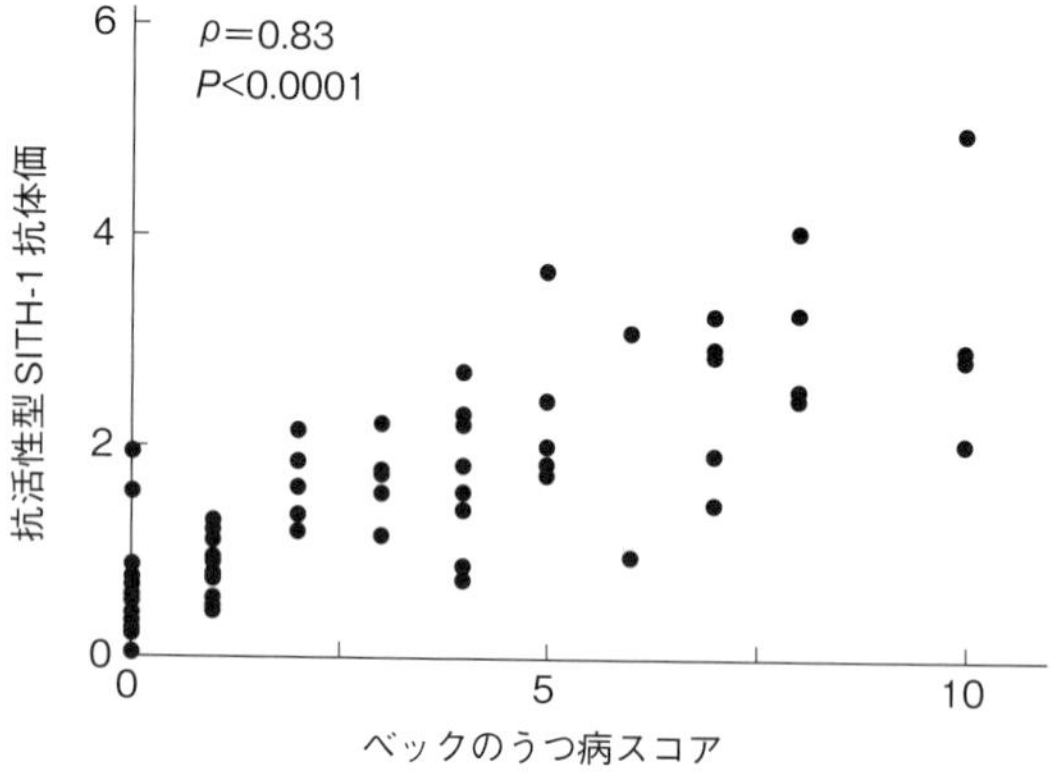

図 3-8　健常人のうつ症状と抗活性型SITH-1抗体価

健常人における、うつ症状の度合いを示すベックのうつ病スコアと、抗活性型SITH-1抗体価の関係。相関関係を表すρの値は0.83で、強い相関があることがわかる（P<0.0001は、この結果が間違っている確率は1万分の1未満であることを示す）

となく釈然としないと思われる方もいらっしゃるかもしれません。それでは抗体を持っていることの特異性が低いのではないか、そんなことでＳＩＴＨ－１がうつ病の原因だといえるのか、と。

じつは、健常人にもＳＩＴＨ－１抗体の陽性者がある程度いる、というところにも、ＳＩＴＨ－１の興味深い性質が表れているのです。

うつ病の診断に使われる尺度で、ベックのうつ病スコア（ＢＤＩ）というものがあります。われわれはその最新のものより一つ古いバージョンを使っていて、それによれば、ＢＤＩが11以上の状態が２週間以上続く、というのがうつ病診断の基準の一つになります。

しかし、ＢＤＩが10以下の健常人であれば、まったくうつ症状がないというわけではありません。仕事でストレスを抱えている人は、だいたいＢＤＩが４～８くらいはあると思います。

そこで、このＢＤＩを横軸にして、ＳＩＴＨ－１抗体の量（抗ＳＩＴＨ－１抗体価）を縦軸にしたグラフを書いてみます（図３－８）。すると、ＢＤＩと抗ＳＩＴＨ－１抗体価がきれいに相関していることがわかりました。

これは、うつ病でない人のうつ症状も、ＳＩＴＨ－１が少なくとも原因の一つになっていることを表しています。

ＳＩＴＨ－１はうつ病をどのように発症させるのか？

こうしてわれわれは、ＳＩＴＨ－１がうつ病の原因となっている遺伝子であることを突きとめることができました。

では、ＳＩＴＨ－１は、どのようなメカニズムでうつ病やうつ症状を発症させるのでしょうか？

さきほど、ＳＩＴＨ－１は、うつ病になりやすいかどうかという素因に影響を与える遺伝子であるという話をしました。また、うつ病の遺伝子を探す話を始めるところで、うつ病は素因と環境因の相互作用によって引き起こされるということも説明しました。それでは、この素因に働きかけて相互作用を起こす環境因とは何でしょうか？

われわれが最初に調べたのは、ストレスでした。

まず、通常のマウスと、SITH－1マウスをそれぞれ、飼育ケージを20度傾けて軽いストレッサーを与えた状態にして、1週間飼育します（図3－9）。

これによりマウスがうつ病の症状を呈してきているかどうかは、マウスが大好きな砂糖水に対する興味の度合いを測定して、砂糖水に興味を示さなくなれば、うつ状態と判定します。

この結果、この程度のストレッサーでは通常のマウスはうつ状態にならないのに対し、SITH－1マウスはうつ状態になりました。

このときのマウスの脳の変化を調べると、セリエが提唱したストレス応答とされる視床下部―脳下垂体―副腎と伝わる反応（HPA軸）が生じていることを示す「CRH」の産生が亢進していました（図3－10、図1－7も参照）。また、副腎では副腎皮質ホルモンの産生が亢進していました。

このことから、SITH－1が発現していると、通常では問題にならない程度のストレッサーの負荷に対しても、ストレス応答であるHPA軸が過剰に反応してしまうことがわかります。

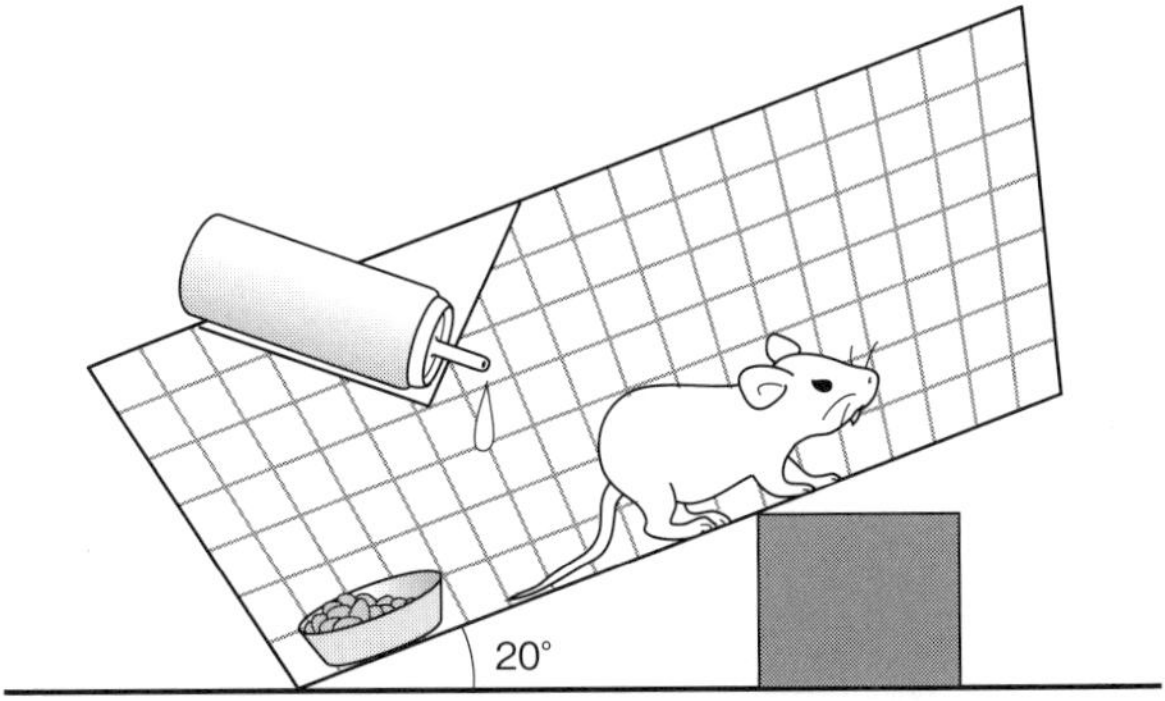

図 3-9　マウスに軽い負荷をかけるために傾斜させたケージ
20度傾けたケージで１週間飼育したところ、通常のマウスにはうつ症状は表れなかったが、SITH-1マウスはうつ状態になった

ＨＰＡ軸の過剰反応がうつ病を引き起こすことは、よく知られています。したがって、ＳＩＴＨ－１によるＨＰＡ軸の亢進が、マウスのうつ病を引き起こしていると考えられるわけです。

ＨＰＡ軸の亢進がうつ病を引き起こすメカニズムは、じつはあまりよくわかっていないのですが、副腎皮質ホルモンが過剰になると、脳神経機能に影響してうつ症状が生じるのではないかと考えられています。

さらに、ＨＰＡ軸の亢進は、ＨＰＡ軸を疲弊させ、セリエのストレス応答でいうところの疲憊期を招きます。疲憊期では、副腎皮質ホルモンの産生が低下するため疲労負荷による炎症性サイトカイン産生を抑制

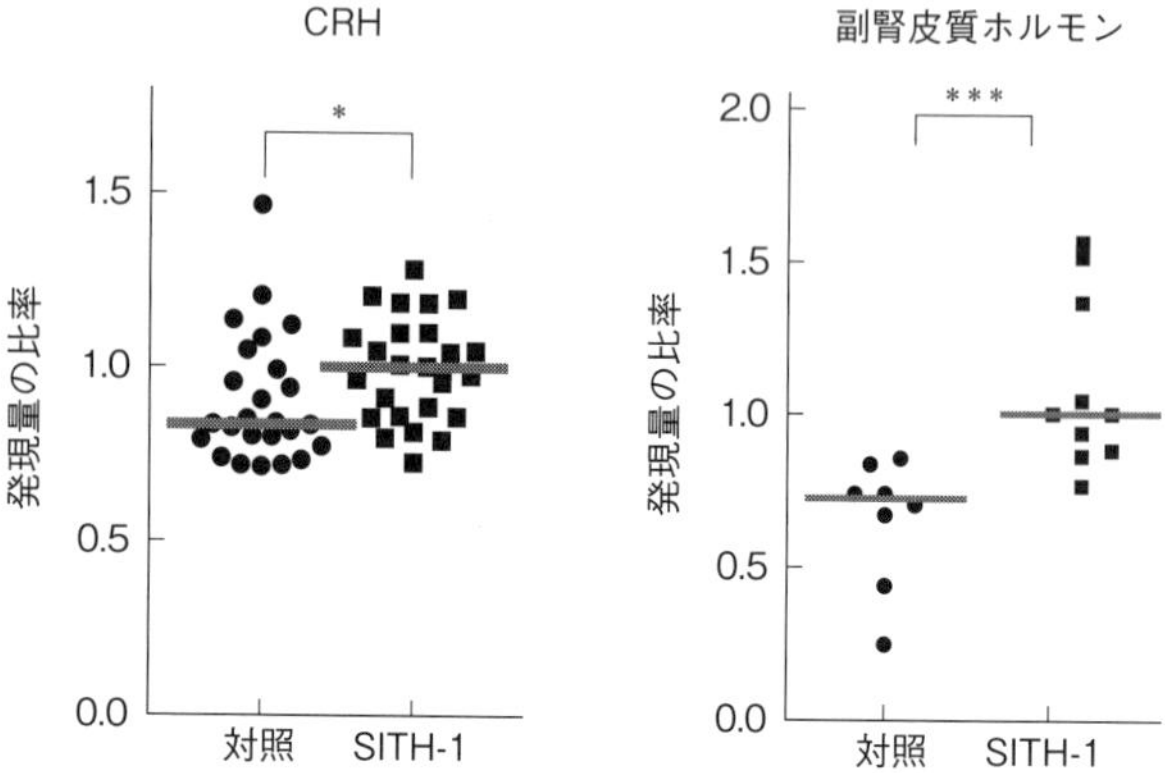

図 3-10　SITH-1によるHPA軸の亢進

SITH-1マウスと通常のマウスで、脳のCRH発現と副腎皮質での副腎皮質ホルモンの発現を比較した。CRH発現はHPA軸の最上流でストレッサーを受けた視床下部の反応、副腎皮質ホルモン発現はHPA軸の最下流の反応である。このグラフから、SITH-1はHPA軸の最上流でストレス応答を亢進することで、HPA軸全体の反応を促進することがわかる

できなくなり、強い疲労感が発生するのです。

ここまでの実験は、ストレスがうつ病を引き起こす重要な環境因であることを説明するものでした。しかし、じつはこれだけでは、うつ病が起こるしくみを解明したことにはなりません。

というのは、ストレスによってうつ症状を引き起こしたＳＩＴＨ－１マウスには、脳内炎症が生じなかったからです。この章で述べたように脳内炎症は、うつ病患者のほとんどにみられ、うつ病の原因の最有力候補と考えられています。にもかかわ

らず、SITH－1マウスには、脳内炎症がみられなかったのです。

脳内炎症が起こるメカニズムを説明できなければ、うつ病の発症機構を完全に解明したことにはなりません。うつ病の素因であるSITH－1に、環境因として何を加えれば、マウスは脳内炎症を起こすのでしょうか？

すでにお気づきのように、その答えは「疲労」なのですが、そのメカニズムを理解していただくには、ここまでみてきた知識だけでは不十分です。

ここでは、これらの問題はまだ解決していないということだけ憶えておいてください。最終的な解答は、第5章「ついにすべてがつながった」までお待ちいただきたいと思います。すべてがつながることをお約束します。

なぜSITH－1のような遺伝子が進化したのか

うつ病は起こすし、疲労感は誘導するし、宿主からすればSITH－1には踏んだり蹴ったりの目に遭わされている。いったいどうして、このような遺伝子が進化したのだろう？

私がつい、こんな疑問を抱いてしまうのはおかしいでしょうか。

この問いの意味を理解していただくためには、ヘルペスウイルスの生存戦略を理解していただく必要があります。

まず、ＨＨＶ－６のようなヘルペスウイルスの生存戦略としては、自分が潜伏感染している宿主を長生きさせようとするものです。宿主が生きている間は、身の安全が保証されていますし、宿主が長生きすればその分、他の宿主に感染を広げるための時間も長くなるからです。

この観点から考えると、宿主にうつ病を引き起こすＳＩＴＨ－１のような遺伝子は、ＨＨＶ－６の生存に有利に働いているとは思えません。ダーウィンの進化論などでも知られているように、生物は自分の生存が有利になるように進化するものです。だから、ＨＨＶ－６がわざわざＳＩＴＨ－１のような遺伝子を進化させたことが、不合理に思えるのです。

ところがじつは、ストレス応答を増幅する機能を持つＳＩＴＨ－１が、ＨＨＶ－６とその宿主であるヒトの生存に有利に働いた時代があったのです。

現在は「ストレス社会」と呼ばれる時代で、私たちは慢性的なストレッサーの刺激にさらされています。しかし、かつてのヒトは、ふだんはあまりストレッサーの刺激はないけれども、ときどき猛獣に襲われたり、食料となる動物を追いかけたりしながら生きていました。

そのような環境では、そうしたストレッサーへのストレス応答が強く、短時間の疲労感を抑制できるほうが、生存に有利だったと考えられます。

おそらくこのような時期にＨＨＶ－６は、ＳＩＴＨ－１遺伝子を進化させたのでしょう。

そしていま、ヒトが急速に直面することになったストレス社会には対応できずに、うつ病患者を増やしてしまっているのだと考えられます。

ＳＩＴＨ－１と進化の問題については、最後の章でもう一度、深く考えたいと思います。

ＳＩＴＨ－１がうつ病の遺伝に与える影響

ＨＨＶ－６がＳＩＴＨ－１遺伝子を持っていることで生じると考えられる重要な現象が、もう一つあります。

それは、うつ病の遺伝です。

前にも述べたように、うつ病は遺伝率が30～50％ある遺伝性を持つ疾患です。しかし、うつ病ではオッズ比が１・２以上ある影響力のある疾患関連遺伝子は一つも見つかっていません。

影響力の非常に小さい遺伝子は１万３０００個ほど見つかっており、これをかき集めれば遺伝の説明ができるとするポリジーン遺伝という考え方もありますが、うつ病に限っては、現在までこの試みも成功していません。そのため、うつ病の遺伝性は「失われた遺伝率」ともいわれ、そのメカニズムは不明のままです。

一方で、疾患と関係するマイクロバイオームが親から子に伝われば、疾患の素因も親から子に伝わるという考え方もあります。これも証明されているわけではありませんが、腸内細菌が親から子に伝わるという証拠はいくつか見つかっています。しかし、やはりさきほど述べたように、うつ病の原因となる因子はマイクロバイオームではまだ発見されていないのです。

そこで有力視されてくるのが、ウイルスも視野に入れたバイロームという考え方です。

ＨＨＶ－６は、宿主の親から子、または家族内で感染するウイルスです。とくに母親から子に感染します。もし、うつ病を発症しやすいＨＨＶ－６というものがあって、それが親から子に感染したら見た目には、うつ病になりやすい素因が「遺伝している」ように思えるでしょう。

しかし、実際にそのようなＨＨＶ－６があるものでしょうか。

じつは、あるのです。それはＳＩＴＨ－１を発現しやすい遺伝子構造をもつＨＨＶ－６です。

そして、うつ病患者の約70％は、このＨＨＶ－６に感染しているのです。

このようなことからわれわれは、うつ病の「遺伝」と考えられているものは、ＳＩＴＨ－１を発現しやすいＨＨＶ－６が親から子供に感染するために起きるのだろうと考えています。

このような話をすると、「うつ病はウイルス感染が原因かもしれないと聞いたときは、遺伝ではないんだと気持ちが軽くなったのに、やっぱり遺伝みたいなものなのか……」と思われる方もいらっしゃるかもしれません。

しかし、歴史をひもとくと、遺伝だと思われていたものが感染症だとわかることのメリットはとても大きいのです。

有名な例が、かつてはライ病と呼ばれていたハンセン病です。

これは細菌が感染して生じる疾患で、皮膚や体が変形するという症状がでるために、人々に恐れられました。さらにこの疾患は、原因となる細菌の感染力が非常に弱いため、家族内でしか伝染しないという特徴がありました。このため、遺伝病と考えられ、患者と家族はいわれのない差別を受けてきた歴史があります。

しかし、原因となる病原菌が見つかって、遺伝病ではなく感染症であること、感染力が弱いために遺伝に見えていたことがわかり、差別はようやくなくなりつつあります。

うつ病も地方によっては、「謎の遺伝病」などといわれている疾患なので、発症メカニズムをしっかりと解明することは、偏見や差別をなくすうえでも重要です。

もし、うつ病がＳＩＴＨ－１を発現しやすいＨＨＶ－６の感染によるものであることが確定すれば、たとえば赤ちゃんのときに、うつ病を引き起こしやすいタイプのＨＨＶ－６に感染する前に、うつ病を起こしにくいタイプのＨＨＶ－６をワクチンとして接種することで、うつ病を予防することも可能になるでしょう。

もっとも私は、個人的には、このようなワクチンの使用には反対です。その理由は、SITH－1は人類のために役に立つ遺伝子であると考えているからです。これについては、この本の最後にくわしくお話しさせていただきます。

3-4 SITH-1発見物語

ここで、われわれがどのようにうつ病のSITH－1原因説にたどりついたのかを、もう少しくわしく説明したいと思います。

私は自分でもブルーバックスを愛読していますが、私なりに考えるブルーバックスの魅力は一つには、新しい発見があったときに、発見者の生の声や、発見にまつわるエピソードが読めることだと思っています。これまで多くの方の発見物語を読ませてもらいましたが、私もその真似をして、SITH－1の発見物語をつづってみようというわけです。

まず、最初に告白しなければならないのは、ＳＩＴＨ－１はうつ病の原因を解明しようとして見つけたものではないということです。

ＳＩＴＨ－１の発見が先で、うつ病の原因であることは、あとからわかったのです。順を追って説明しましょう。

ＳＩＴＨ－１は常識外の遺伝子だった

私はヘルペスウイルスの潜伏感染・再活性化の研究を専門としているウイルス学者なので、最初はふつうに、潜伏感染のメカニズムを研究していました。

まずは、ＨＨＶ－６が潜伏感染中に発現する潜伏感染遺伝子を発見することにつとめました。その結果、2種類の遺伝子を見つけたことは、さきほど説明したとおりです。

一つは、疲労を感知してＨＨＶ－６を再活性化させる機能を持った遺伝子（Ｈ６ＬＴと呼んでいるもの）でした。

そしてもう一つが問題の、現在はＳＩＴＨ－１と呼んでいるほうの遺伝子です。

当時われわれは、この遺伝子を「ORF159」と呼んでいました。１５９アミノ酸からなるタンパク質を産生する遺伝子、といった意味です。

事実、この遺伝子から産生されるタンパク質はとても小さく、１５９アミノ酸しかありません。これでは、酵素などの機能を持ったタンパク質として働くには小さすぎます。だからこのタンパク質は、何かほかのタンパク質を補助して働いているのだろうと思われました。

そこで、このタンパク質と結合するタンパク質を探してみたところ、さきほど紹介したＣＡＭＬという細胞内カルシウムを増加させる活性を持つタンパク質と結合することがわかりました。細胞内のカルシウムを増加させるというのは、かなり重要な働きです。これもさきほど述べたように、それにより、細胞にアポトーシスを誘導することもあるからです。

われわれは、ORF159は何らかの疾患と関係があるのではないかと考えました。

そこで、ORF159に対する抗体を持っている人がどんな疾患にかかっているかを調べることにしました。候補としては、ＨＨＶ－６はおもにマクロファージに潜伏感染するので、まずはマクロファージが関係している疾患、とくに自己免疫疾患の患者を調べていきました。

しかし、当時は感度の悪い検査法しかなかったこともあり、ORF159の抗体を持っている患者を探すという作業自体が、とても骨の折れる仕事でした。３００例ほど調べましたが、抗体陽性者は一人も見つかりませんでした。

「そんな、この世に存在しないものを探してもしかたがない」

当時の上司にはそういわれてしまいましたが、それもしかたないことでした。こんなに小さくて、しかも疾患の原因になっているとすれば、そのような遺伝子が存在すること自体が、当時の（いや現在でも？）常識から大きくはずれたことだったからです。

それは現実に存在していた

やがてようやく、ORF159の抗体陽性者が一人、見つかりました。ベーチェット病という炎症性疾患の患者さんでした。

これで、「ORF159などという遺伝子はこの世に存在しない」という事態は回避できたわけです。しかし、それでも楽にはなれませんでした。そのあとベーチェット病の患者さんを10名調べても、陽性者は最初の一人だけでした。

こうしてまた、あてどない陽性者探しが再開されたのですが、やがて行き着いたのが、慢性疲労症候群でした。

なんと、慢性疲労症候群の患者は約40％が、ORF159に対する抗体が陽性だったのです。感度が低い当時の検査法で、それでも40％という数字が出たのは大したものでした。

しかし当時は、それでも半分に満たない患者しか陽性にならないというのは、何かが違う気がしました。慢性疲労症候群では、疾患の原因ウイルスを探索する目的もあって、診断基準が非常に甘く設定されています。このため慢性疲労症候群とは、いくつかの疾患の集合体であると考えられていました。われわれは、それらの疾患の中に隠れている、ORF159に対する抗体をつくる疾患を見つけようと考えました。

慢性疲労症候群に隠れている疾患の代表例は、うつ病です。慢性疲労症候群はうつ病との併存が許されている疾患だからです。

そこで今度は、免疫疾患から精神・神経疾患に焦点を移して、ORF159の抗体陽性者を探すことにしました。その結果、うつ病患者の約半数が、抗体陽性者であることがわかりました。また、双極性障害（昔の名前では躁うつ病）にも、抗体陽性者がいることがわかりました。

うつ病や双極性障害は「気分障害」という疾患グループに分類されます。そこでわれわれは、ORF159はうつ病と双極性障害の原因であり、まとめて気分障害の原因となる遺伝子であろうと考えました。

このことを証明するためには、ORF159を発現すると気分障害が起きることを動物実験で示さなければなりません。

当時われわれは、ORF159を発現させるHHV-6が、突発性発疹が回復したあとの幼児の脳のアストロサイトで潜伏感染することを見出していたので、ORF159も脳のアストロサイトで発現すると考えました。そこで、生まれたての、まだ頭蓋骨が柔らかいマウスの頭に直接、ORF159を発現するように設計した遺伝子を注射する方法で、ORF159を脳のアストロサイトで発現させてみました。

するとその幼いマウスは、大人になってから、双極性障害のような現象を起こしたのです。その一つは、マウスを吊り下げる尾懸垂試験のときに、非常に暴れるという現象でした。うつ病のときは尾懸垂試験ではあまり動かなくなりましたので、これとは対照的に、躁病の症状が出ていると考えられました。

もう一つは、「プレパルス・インヒビション」という音に対する過敏性を調べるテストが陽性になったことです。このテストはヒトの双極性障害の検査でも用いられる方法です。

こうして抗体検査と動物実験の結果から、ORF159はうつ病と双極性障害の原因となる遺伝子であると考えられたわけです。

「SITH-1」という名前の由来

ここまできて、この遺伝子に名前をつけようということになりました。ORF159のままでも悪くはないのですが、単なる記号でしかありません。

これは裏話ですが、新しく発見したものに名前をつけるときに、なんだか見当違いな名前であったり、記号しかつけていなかったりして、「単なる偶然で見つけただけだろう」「実験が失敗してたまたま見つかったんだ」などと悪口をいわれているのをしばしば耳にします。

そこでわれわれは、「計画的に狙って見つけた遺伝子」であることを強調するために、うつ病や双極性障害の原因となることがわかる名前をつけようと考えました。

遺伝子に限らず、このようなときは神話の中から探すことが多いものです。しかし、神話の名前もかなり使い尽くされていて、なかなかよい名前がありません。

そこで、当時はもうシリーズが終了していて、今後はある意味で「神話」として語り継がれるであろうSF作品から、名前を拝借することにしました。

そう、『スター・ウォーズ』のSITHの暗黒卿です。

人をダークサイドに落とすというところが、この遺伝子の性質にぴったりに思えました。欧米圏の人がみんな知っている作品というのも、英語で論文を書くのに便利だと思いました。

なお、「SITH」で検索してみると『スター・ウォーズ』ばかり引っかかるので、遺伝子の名前らしく「SITH-1」としました。

こうして、ORF159はＳＩＴＨ－１という名前になったのですが、じつはこのネーミングは、また別の意味で、この遺伝子の性質を鋭く表していることがわかってきました。そのことは本書の内容をすべて読んでいただいてから、またお話ししたいと思います。

これでめでたしめでたしといきたかったのですが、最後にもう一波乱がありました。

前に述べたように、アストロサイトでの潜伏感染は長期間続きません。そのために、幼児の脳のアストロサイトに潜伏感染したＨＨＶ－６は、宿主が大人になると、すごく少なくなってしまうことがわかったのです。ヒトでこうした現象が起こる以上、マウスの実験でもこれを再現しなくてはなりません。そのため、ＳＩＴＨ－１を脳へ直接注射する方法から、鼻腔内に接種する方法に変更して、実験をやりなおさなければならなくなったのです。

ところが、その結果、ＳＩＴＨ－１マウスは、躁病のような双極性障害の症状を起こさなくなりました。また、ＳＩＴＨ－１に対する抗体の陽性者の割合を、患者数を増やして検討してみたところ、陽性者はうつ病患者で最も多い（約80％）ことがわかりました。

こうして、われわれはＳＩＴＨ－１を、「うつ病の原因遺伝子」として論文で発表することになったのです。最初にORF159を発見してから、20年以上が過ぎていました。

第3章のポイント

- うつ病は病的疲労であり、主な症状の一つは疲労感である。それは脳内炎症によって生じる。
- うつ病の原因は、脳内炎症説が最有力とみられる。
- 著者らは、うつ病を引き起こす原因とみられる「ＳＩＴＨ－１」を発見した。
- ＳＩＴＨ－１は、ＨＨＶ－６が宿主の嗅球のアストロサイトに潜伏感染しているときに発現する。
- ＳＩＴＨ－１にうつ病を起こさせる環境因には、ストレスと疲労がある。
- ＳＩＴＨ－１マウスは小さいストレスでもＨＰＡ軸が過剰に反応し、うつ症状を引き起こした。だが、脳内炎症はみられなかった（うつ病で脳内炎症が起こるメカニズムは第５章で）。
- うつ病が遺伝するように見えるのは、ＳＩＴＨ－１を発現しやすいＨＨＶ－６が親から子に感染するためと考えられる。

第4章

新型コロナ後遺症

見えてきた病的疲労の正体

ここまで、第1章では生理的疲労について、第2章と第3章では、病的疲労に含まれる慢性疲労症候群とうつ病についてみてきましたが、健康や社会に与える影響が大きい病的疲労のメカニズムについては、問題は提起したものの、核心的なことまでは説明していませんでした。

それは、慢性疲労症候群やうつ病を研究するだけでは、病的疲労のメカニズムを解明するために重要なピースが欠けていたために、核心をつくような発見をすることができなかったからです。

しかし、そのピースは思わぬところから得られました。2019年から感染が始まり、全世界に猛威をふるった新型コロナウイルスです。

「はじめに」で述べたように、その後遺症では「疲労」が最大の問題点であり、これまで疲労を避けて通っていた欧米の学者も真剣に取り組まざるをえなくなったのです。

この章では、新型コロナ後遺症の研究からわかってきた、病的疲労の正体について明かしていきます。

4-1
新型コロナ後遺症と脳の炎症

新型コロナウイルス感染症は、中国の武漢から始まったSARS-CoV-2というウイルスの感染が世界中に広がり、急性感染時の肺炎などにより膨大な数の死者を出した呼吸器疾患です。このウイルスによる急性感染症は、「COVID-19」と名づけられました。

本書を執筆している現在、COVID-19自体は、ワクチンの早期実用化、各国の感染対策、ウイルスそのものの弱毒化などによって、収束傾向にあります。

しかし、残された災厄としていま、新型コロナ後遺症が世界的な大問題となっています。２０２３年8月時点でその患者数は、日本で３００万人、米国で１７００万人、世界では数億人といわれているのです。

新型コロナウイルスの流行によって、うつ病患者もそれまでの2倍以上に増加しているといわれています。新型コロナ後遺症という疾患概念が確立する以前には、このうつ病の増加は、感染対策のために人の交流が妨げられていることがおもな原因ではないかと考えられていました。しかし実際には、新型コロナ後遺症によるうつ病が、相当数含まれている可能性があるのです。

ウイルス学の常識から外れた現象

新型コロナ後遺症で高頻度に出現し、患者の生活の質を著しく低下させる症状としては、倦怠感、うつ症状、ブレインフォグ（記憶力や集中力の低下）があります。これらの症状によって、自殺者や失業者が著しく増加していることから、大きな社会問題ともなっています。

ご覧になっておわかりのように、これらの症状はいずれも脳神経の障害によるものと考えられます。このことから、新型コロナウイルス後遺症は脳の炎症が関係しているのではないかと考えられました。新型コロナウイルスでは急性感染のときから、脳の炎症によると考えられる症状は出現します。

このため、COVID-19や新型コロナ後遺症で亡くなった患者の脳の研究が世界各国で行われるようになりました。その大きな目的は、新型コロナウイルスはヒトの脳で増殖するのかを、明らかにすることでした。

一般的にウイルス感染の際に、脳の炎症が原因と考えられる強い頭痛などがある場合、脳内でウイルスが増殖していれば「脳炎」、ウイルスが増殖していなければ「脳症」と呼んで区別しています。なお「脳内炎症」という言葉には、脳炎も脳症も含まれます。

しかし、じつはその区別は、新型コロナウイルス出現以前には、それほど厳密になされていたわけではありませんでした。たとえばインフルエンザの場合、脳の症状は「インフルエンザ脳症」と呼ばれます。インフルエンザウイルスが脳の中では増殖していないということですが、じつはインフルエンザ脳症患者の脳はそれほど多く調べられたわけではなく、脳でウイルスが増えていないのに脳に炎症が生じるメカニズムについても、あまり研究されてこなかったのです。「本当はインフルエンザ脳症でも、少しは脳でウイルスが増えているのだろう」と、たかをくくっていたウイルス学者も多かったのではないかと思います。

しかし、新型コロナウイルスの場合は、これまでとまったく事情が異なりました。

何より、死者数が桁違いです。インフルエンザウイルスでは、直近の新型インフルエンザのパンデミックによる死者数は世界で約2万人と発表されているのに対し、新型コロナウイルスは、公表されているものだけでも世界で７００万人を超えています。そのため世界中が、新型コロナウイルスに感染した脳の研究に真剣に取り組まざるをえなくなったのです。

その結果、わかったのは、新型コロナウイルスはヒトの脳ではまったく増殖していないということでした。

インフルエンザウイルスでは、「脳症」という名前はついてはいたものの、少しは脳の中でウイルスが増殖しているだろうと考えていた多くの研究者にとって、新型コロナウイルスによる脳内の炎症では脳でウイルスが増殖しないという現象は、これまでの常識がまちがっていたことを突きつけられるものでした。脳内の炎症は脳でウイルスが増殖するから生じる、と考えるのがウイルス学の常識だったからです。

その後も多くのグループがさらに研究に取り組みましたが、やはり、新型コロナウイルスがヒトの脳の中で増殖しているという証拠は得られませんでした。

それでは、新型コロナウイルスはどのようにして脳内で炎症を引き起こし、脳神経に障害をもたらすのでしょうか？　じつはその答えが、「病的疲労とは何か」という問題の答えにつながっていくことになるのです。

新型コロナ後遺症と慢性疲労症候群はよく似ている

ここで、新型コロナ後遺症と慢性疲労症候群との関係について説明しておきます。じつは新型コロナ後遺症は、慢性疲労症候群ととてもよく似た病態だと考えられているからです。

その理由は順を追って説明していきますが、ひとつ残念なのは、こうしたことが、新型コロナ後遺症の研究の進展によってわかってきたということです。第2章でみたように、慢性疲労症候群の研究のほうが先に行われていたのですから、本来であれば、その成果を利用して新型コロナ後遺症の問題を解決するというのが、あるべき姿です。しかし現実はそれにはほど遠く、新型コロナ後遺症の研究が世界で進んだことで、慢性疲労症候群のことがわかりかけているという状況なのです。

では、新型コロナ後遺症がなぜ慢性疲労症候群の類似疾患ともいわれているのか、その理由をみていきましょう。

(1) 症状の類似性

新型コロナ後遺症は、急性症状であるCOVID-19の症状が消えてから2ヵ月以上、なんらかの症状が続く疾患と定義されています。

なんらかの症状とは具体的には、倦怠感、うつ症状、嗅覚障害、脱毛などさまざまです。このうち頻度が高いのは、倦怠感とうつ症状です。

一方の慢性疲労症候群は、倦怠感とうつ症状が6ヵ月以上続く疾患ですので、両者の症状はとてもよく似ているといえます。

症状の共通点としてはさらに、労作後倦怠感（PEM）がどちらの疾患においても高頻度で生じることも挙げられます。

（2）原因の類似性

新型コロナ後遺症では、患者の血液サンプルの解析などから、原因候補がいくつか報告されています。なかでも、とくに有力視されているのは以下です。

・COVID-19肺炎による、組織破壊の後遺症と血栓形成
・なんらかの自己抗体の産生
・ヘルペスウイルスの再活性化

このうち、自己抗体の産生とヘルペスウイルスの再活性化は、第2章で説明したように、慢性疲労症候群の原因としても有力な候補に挙げられているものです。このため原因の側面からも、新型コロナ後遺症は慢性疲労症候群の類似疾患と考えられています。

これら（1）（2）から、新型コロナ後遺症は、慢性疲労症候群と強い類似性を示している

といえるのです。

慢性疲労症候群の研究は「原因となるウイルスが不明である」という問題を抱えていることも第2章でお話ししました。しかし、慢性疲労症候群と類似した症状を引き起こすウイルスが出現したことで、この問題に突破口が開かれる可能性が出てきました。

ウイルス学の常識から外れた新型コロナ後遺症の発症メカニズムを解明することで、慢性疲労症候群の問題、ひいては病的疲労の問題が一気に解決されることが、いま期待されているのです。

4-2 SITH-1に似たタンパク質

それでは、ここまでの研究で、新型コロナ後遺症の発症メカニズムがどこまで明らかにされてきたかをみていきましょう。

注目すべきポイントはやはり、脳内でウイルスが増殖していないにもかかわらず、なぜ脳内で炎症を引き起こし、脳神経の障害を起こすのか、という点です。

新型コロナウイルスによる脳内炎症はどのように生じるのか

繰り返しますが、新型コロナ後遺症の症状である倦怠感、うつ症状は、脳内での炎症が原因と考えられます。これはすなわち、脳内で炎症性サイトカインが産生されているということです。また、ブレインフォグについては、脳内の炎症によって神経を包む鞘《さや》である「ミエリン」という部分に障害が生じることが引き金になることもわかっています。いずれの症状も、原因は新型コロナウイルスによる脳内炎症であると考えられます。

しかし、ここでわれわれ研究者にとって大きな障害となったのが、「新型コロナウイルスは脳で増殖しない」という絶対的な事実です。

常識的にものを考えようとする者にとっては、これはとうてい受けいれがたい事実でした。これまでに、そのような例が見つかったことはなかったからです。

脳でウイルスが増えていないのに脳内炎症が生じることがあるということは、インフルエンザウイルスによって示唆されてはいました。「インフルエンザ脳症」という名前がその証拠です。しかし、インフルエンザ脳症は症例数も少なく、十分な研究がなされていません。そのため研究者のなかには、新型コロナウイルスにおいても、脳で増殖がみられないという事実を認めないという立場をとる人がいまも数多く存在しています。そのような人たちは、動物実験では新型コロナウイルスが脳で増殖するとか、非常に感度の高い方法で調べると患者の脳の中にも新型コロナウイルスのＲＮＡが見つかるといったことを根拠に、新型コロナウイルスも脳で増殖すると主張しています。

しかし、少し考えると、これらの主張が誤りであることがわかります。

まず、動物実験については、そもそも動物実験とは、ヒトに起こっていることを再現することで、それが疾患モデルである可能性があると主張するものです。したがって、動物実験では脳で新型コロナウイルスが増殖したからといって、ヒトでも増殖するはずだと主張するのは、順番が逆なのです。しかも、ここで使われている動物の多くは、じつは実験の都合上、脳で新型コロナウイルスが増殖するように遺伝子を操作されています。そもそも自然界の現象を見ているかどうかも怪しいのです。

次に、感度を上げれば新型コロナウイルスのＲＮＡが見つかるという主張についてですが、それでＲＮＡが見つかったとしても、それは、ウイルスの増殖によって脳内炎症が生じていることの証拠にはなりません。ウイルスが細胞に入って、少量のＲＮＡやタンパク質をつくっただけで止まってしまい、増殖までには至らないことは、普通に見られる現象だからです。

もしウイルス増殖を示すタイプのＲＮＡやタンパク質が脳の細胞内にみられたとしても、その細胞に免疫細胞が集まっている様子がなければ、ウイルスの増殖によって炎症が起きたとはいえません。患者の脳を調べる場合、この免疫細胞の反応は第一に観察される点です。患者の脳でウイルス増殖がみられなかったという観察結果は、脳の細胞に免疫細胞が集まって反応している様子がみられないということを意味しています。ウイルスのＲＮＡやタンパク質が少量検出されたとする主張にはＰＣＲによる偽陽性の可能性もあるのに比べると、はるかに信頼できる観察結果だといえます。

やはり、新型コロナウイルスによる脳内炎症のメカニズムは、「新型コロナウイルスは脳の中では増殖しない」という前提で考えなければならないのです。

ＳＩＴＨ‐１に類似したＳ１タンパク質

こうした状況のもと、われわれが注目したのは、われわれがうつ病の原因であることを発見した、ＳＩＴＨ‐１でした。

新型コロナウイルスとＳＩＴＨ‐１には、共通点があるからです。それは、

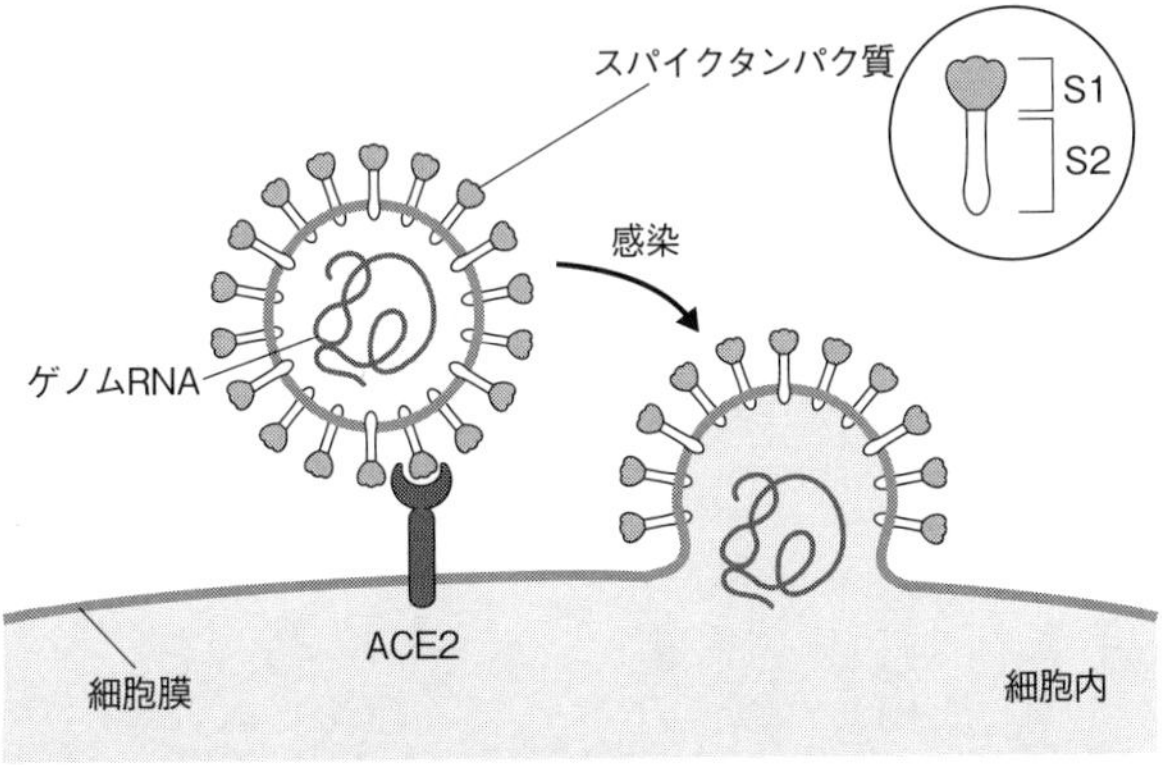

図 4-1　新型コロナウイルスのスパイクタンパク質
新型コロナウイルスは表面にスパイクタンパク質を持つ。新型コロナウイルスの宿主細胞への感染は、スパイクタンパク質のS1部分（S1タンパク質）が、細胞表面にあるアンジオテンシン変換酵素2（ACE2）に結合することで開始される

■疲労感やうつ症状を引き起こす
■嗅球の細胞を障害する

たったこれだけです。しかし、このような条件を満たすウイルスは、ほかにはないのです。

もしも新型コロナウイルスがＳＩＴＨ－１と同様に、細胞内のカルシウムを増加させる機能を持つタンパク質を持っていたならば、新型コロナウイルスが脳内で増殖せずに倦怠感やうつ症状を発生させることの理由が説明できます。ＳＩＴＨ－１は脳に入らなくても、嗅球表面の嗅上皮にあるアストロサイトのカルシウムを増加させるだけで、嗅球のアポトーシスを誘導し、脳内炎症、倦怠感、うつ症状を引き起こすからです。

そこでわれわれは、新型コロナウイルスのタンパク質の中で、細胞内カルシウムを増加させるタンパク質はないか、探してみました。

すると、そのタンパク質は意外にも身近なところにあることがわかりました。新型コロナワクチンに利用されることで知られているスパイクタンパク質の一部である「S1」というタンパク質が、それだったのです。

スパイクタンパク質はウイルスの中にいるときは、S1とS2という2種類のタンパク質が結合して「スパイク」と呼ばれる部分をつくっています（図4-1）。ヒトの細胞に感染するときは、ターゲットとする細胞の表面にスパイクタンパク質が結合し、ウイルスを細胞内に侵入させます。その後、細胞に感染すると、スパイクタンパク質はS1タンパク質とS2タンパク質に分離します。

このS1タンパク質が、細胞内カルシウムを増加させる機能を持っていたのです。

S1タンパク質が発現したマウスの症状

次に知りたいのは、S1タンパク質がSITH-1のように、嗅球の細胞を障害することによって、倦怠感やうつ症状を引き起こすのかということです。われわれはマウスによる実験を開始しました。

ＳＩＴＨ－１を調べるときは、アストロサイトでＳＩＴＨ－１を発現するアデノウイルスベクターを作製してマウスの嗅球に導入しましたが、今回は、Ｓ１タンパク質を発現するアデノウイルスベクターを作製して、マウスの鼻腔内に投与しました（図４－２）。鼻腔内に投与したのは、新型コロナウイルスでは、鼻や喉などの「上気道」と呼ばれる部位から感染が始まるためです。ただし、Ｓ１タンパク質はＳＩＴＨ－１と違ってアストロサイトに特異的に発現するわけではありませんので、鼻腔内のすべての細胞でＳ１タンパク質が発現するようにアデノウイルスベクターを設計しました。

症状の観察については、うつ症状はＳＩＴＨ－１のときと同じように尾懸垂試験を用いました。倦怠感は、マウスに重りをつけて泳がせ、泳ぎ疲れて頭が水に浸ってしまうまでの時間を測定しました。この時間が短いほど、倦怠感が強いことを表します。

さて、この実験の結果、Ｓ１タンパク質を鼻腔内で発現させたマウス（これを「Ｓ１マウス」と呼びます）は、倦怠感とうつ症状のどちらも示すことがわかりました。

そして、このＳ１マウスの嗅球を調べたところ、ＳＩＴＨ－１マウスと同様に、嗅球細胞の

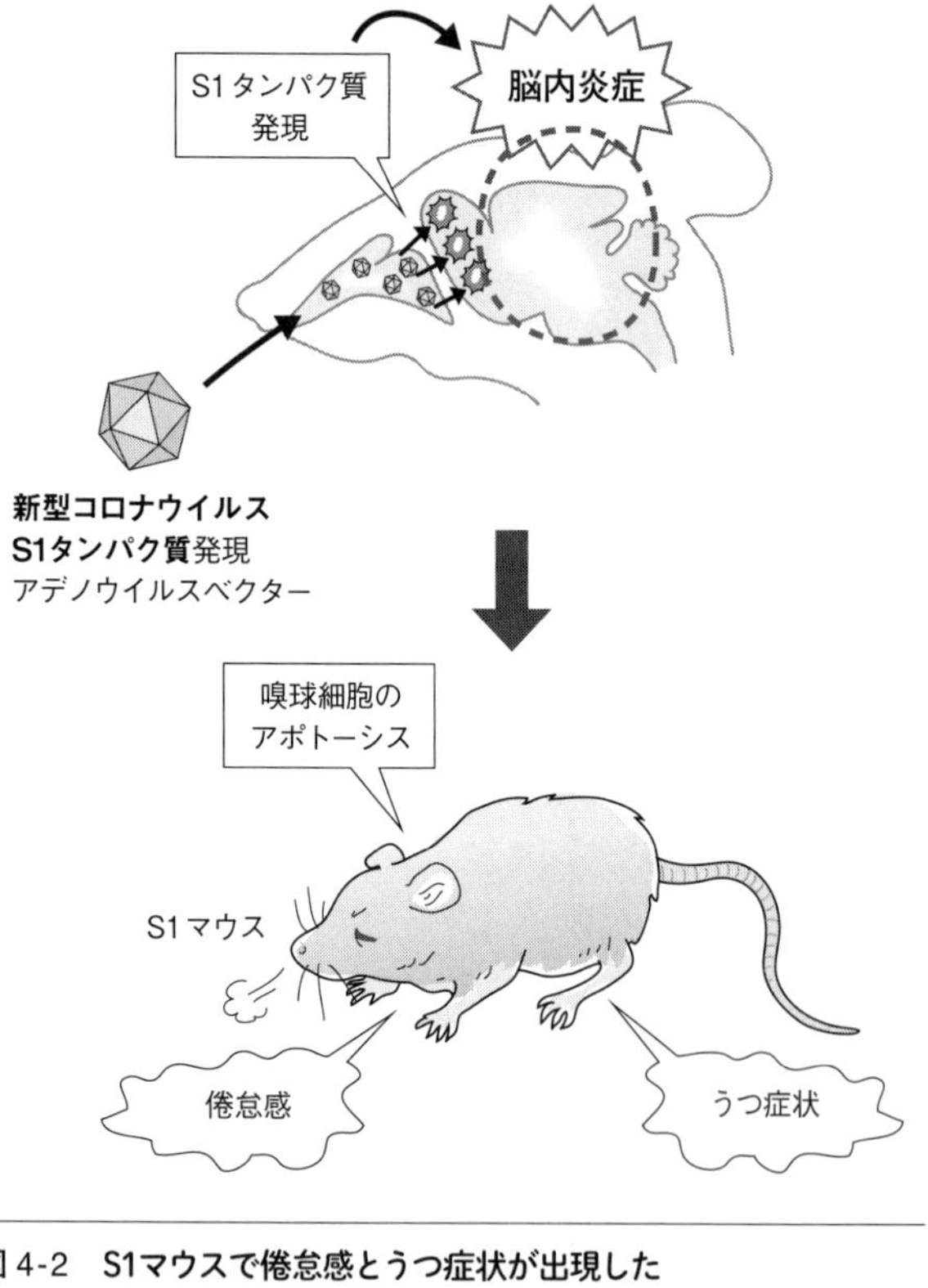

図 4-2　S1マウスで倦怠感とうつ症状が出現した

新型コロナウイルスのS1タンパク質を発現するアデノウイルスベクターを鼻腔内に投与して、S1タンパク質の性質を調べる。このベクターは増殖はせず、脳に移動することもない。マウスの症状としては、脳内の炎症、倦怠感、うつ症状などがみられた

アポトーシス（自死）が生じていることが確認できたのです。

これらのことから、新型コロナウイルスのＳ１タンパク質は、ＳＩＴＨ－１と類似した病原性を持っていることがわかりました。

余談ですが、私たちのプロジェクトの中に、ＳＩＴＨ－１の「ＴＨ」の発音が苦手な人がいて、その人はＳＩＴＨ－１のことをずっと「Ｓ１」と呼んでいました。中国で新型コロナが発生するよりも何年も前のことです。奇《く》しくもその呼び名と同じで、しかも同じ性質を持っているタンパク質に出会えたことに、何か運命的なものを感じました。

次にわれわれは、Ｓ１マウスの脳を調べました。すると、炎症性サイトカインの産生が亢進していました。これは、脳内炎症が生じているということです。

そして、これが非常に重要なことですが、Ｓ１マウスの脳内では、Ｓ１タンパク質が発現していないことが確認されました。もちろん、Ｓ１タンパク質に対する免疫反応も生じていませんでした。

つまり、Ｓ１タンパク質を鼻腔内で発現させたＳ１マウスの脳では、新型コロナウイルスに感染した患者の脳と同じ現象が起こっていたのです。すなわち、脳でウイルス増殖が見られないにもかかわらず脳内炎症が生じるという現象です。

ということは、S1マウスを解析すれば、新型コロナ後遺症はもちろん、これまでわからなかった、うつ病や慢性疲労症候群なども含めた病的疲労の発生メカニズムも解明できるのではないか——われわれの期待はふくらみました。

脳内炎症の原因はアセチルコリン不足だった

もう一度整理しますが、S1マウスには、

■うつ病や慢性疲労症候群と同様に、倦怠感やうつ症状が見られる
■うつ病や慢性疲労症候群と同様に、脳内炎症が生じている
■脳内炎症があるにもかかわらずウイルスの増殖がない

といった特徴がありました。これらのことからS1マウスは、新型コロナ後遺症を含む病的疲労に共通するメカニズムを備えたモデルではないかと考えられました。

そこでわれわれは、S1マウスの脳で何が起こっているのか、さらにくわしく探索しました。

最初にわかったのは、脳内でのアセチルコリン産生が低下していることでした。

アセチルコリンとは、神経から放出されて筋肉を収縮させる物質として見つかった神経伝達物質です。脳でも神経のシグナルを伝える神経伝達物質として働いています。

とくに嗅球にアセチルコリンを供給している「内側中隔野」や、「対角帯」と呼ばれる部位で、アセチルコリン産生が著しく低下していました。

Ｓ１マウスの嗅球細胞にアポトーシスが生じていたことは、さきほど述べました。つまり嗅球は破壊されていたわけですが、それによって、アセチルコリン産生のおおもとであるこれらの部位の機能が、大幅に低下していたのです。これはいわば、川の下流に起こったトラブルによって、上流にも障害が起こったようなものです。しかしそういわれると、そんなことがありえるのだろうかと疑問に思われるでしょう。

この不可解な現象は、「シグナルを受け取る相手先が死んでしまうと、シグナルを出す側も障害を受ける」という神経独特の性質によるものです。Ｓ１マウスの脳では、嗅球に多く存在する、アセチルコリンを神経伝達物質として使っている神経が死んでしまったことによって、アセチルコリンの製造元が障害を受けたというわけです。

そこでわれわれは、Ｓ１マウスのアセチルコリン不足を補うため、アセチルコリン分解酵素（アセチルコリンエステラーゼ）の阻害剤である「ドネペジル」を投与してみました。

これにより、脳内のアセチルコリンは増加しました。すると、Ｓ１マウスの脳内炎症は抑制され、倦怠感やうつ症状もなくなったのです。

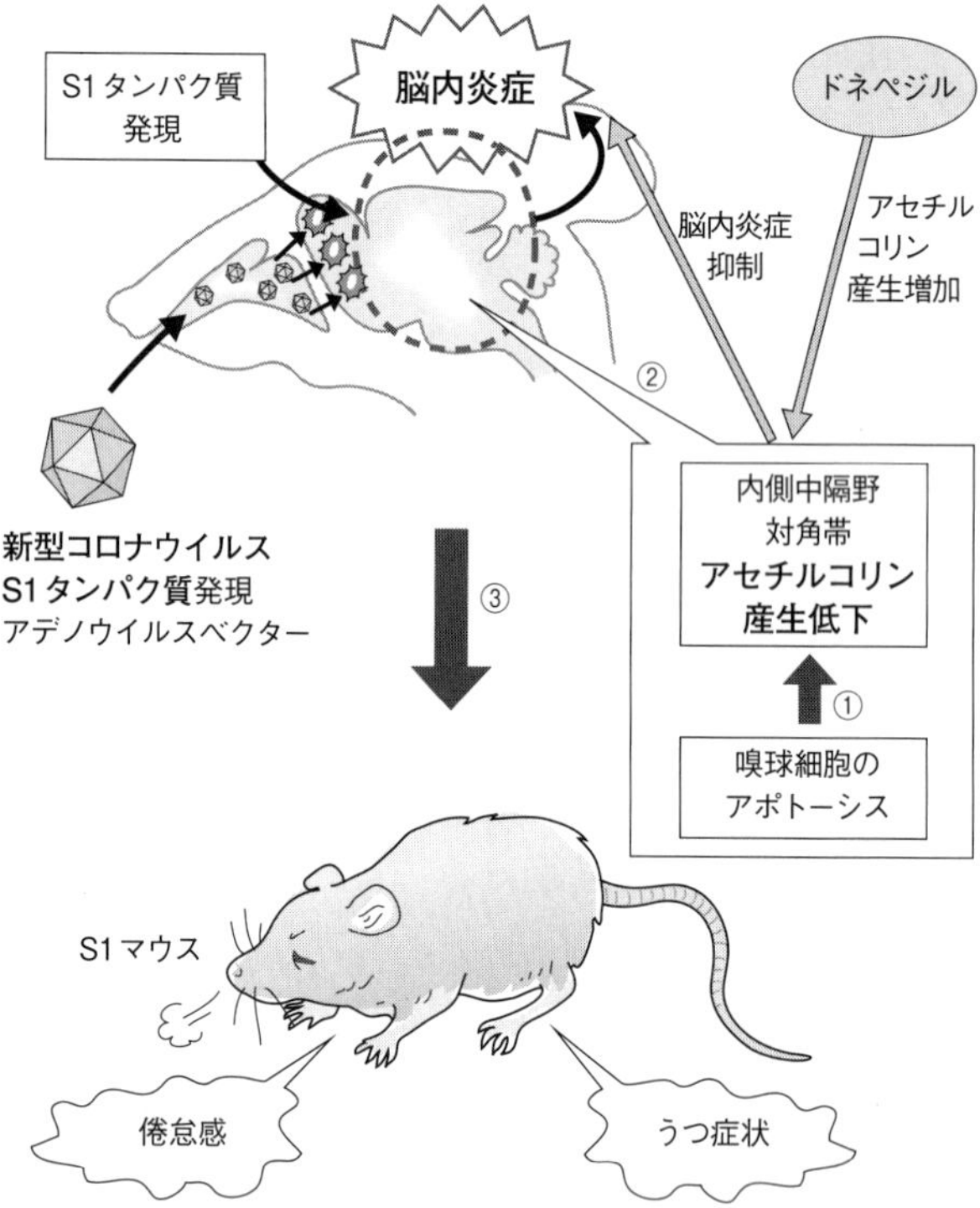

図 4-3　S1マウスの脳内で起こった変化

①嗅球のアポトーシスが誘導されることで、アセチルコリン産生が低下
②アセチルコリン産生の低下によって、脳内炎症が促進される
③倦怠感や抑うつ気分が生じる

アセチルコリン分解酵素の阻害剤ドネペジルは、アセチルコリンを増加させることで脳内炎症を抑制する

つまり、S1マウスの脳内炎症は、脳内でアセチルコリンが不足することが原因であるとわかったのです（図4-3）。

アセチルコリンが脳内炎症を抑えるメカニズム

アセチルコリンが抗炎症作用を持つことは、じつは2000年ごろにはすでに知られていました。この現象は「コリン作動性抗炎症経路」と呼ばれ、神経が免疫反応をコントロールする現象として、当時は注目されました。

しかし、この現象がどうして起きるのか、そのメカニズムが不明のままだったことなどから、やがてあまり注目されなくなってしまいました。

今回のS1マウスの研究でわれわれは、このメカニズムについても、以下のようなものであることを発見しました。

脳には神経細胞と、神経細胞を支えるグリア細胞があります。「ミクログリア」と呼ばれるグリア細胞は、おもに免疫反応を司ることで神経細胞を支えています。末梢組織からの炎症性サイトカインが脳に伝わると、ミクログリアは活性化して、さらに炎症性サイトカインを産生しようとします。ところが、ミクログリアの表面には「α7ニコチン受容体」というものがあって、これにアセチルコリンが作用すると、「ZFP36」というタンパク質の産生が誘導されます。ZFP36には炎症性サイトカインのｍＲＮＡを分解する機能があるために、炎症性サイトカインによるミクログリアの活性化が起こらなくなり、結果として脳内炎症が抑制されることがわかったのです（図４－４）。

じつはわれわれは、ZFP36が生理的疲労を抑制することはすでに発見していました。そして、「末梢の生理的疲労による炎症性サイトカイン産生を抑制する因子」として特許も取得していました。しかし、そのときはまだアセチルコリンとの関係はわかっていませんでした。

今回はそのZFP36が、アセチルコリンによって誘導されて炎症性サイトカインを抑制することがわかりました。これにより、アセチルコリンが脳内炎症を抑えるコリン作動性抗炎症経路のメカニズムが明らかになったわけです。

こうして、新型コロナウイルスによる脳内炎症は、Ｓ１タンパク質が脳のコリン作動性抗炎症経路の働きを阻害するために、脳が炎症を起こしやすくなったためであることがわかりました。平たくいうと、脳に備えつけられている「消火器」が故障しているところに火がつけられたから、というところでしょうか。

それでは、炎症のもととなる「火種」は、どこから来るのでしょうか？

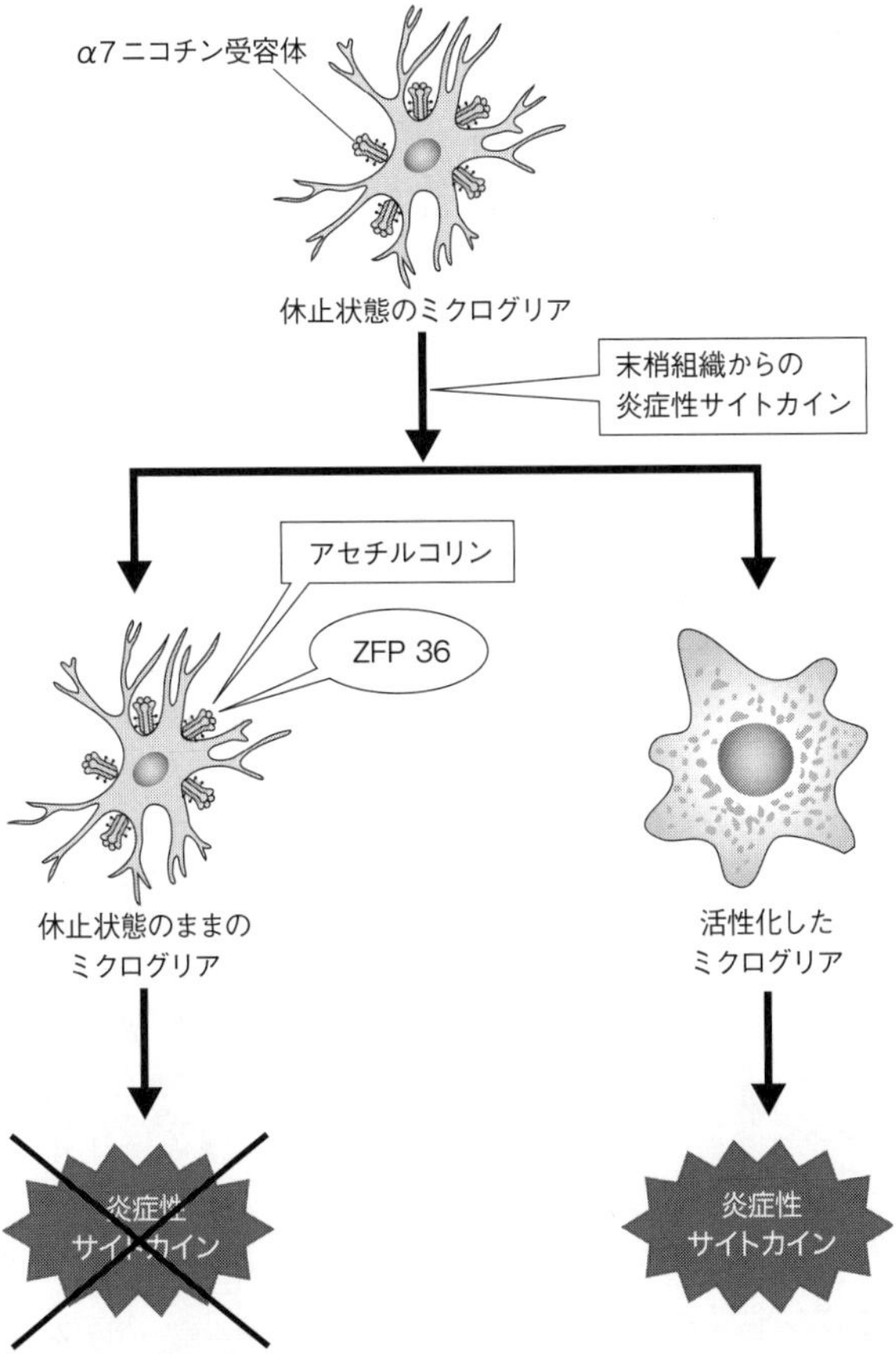

図 4-4　アセチルコリンとZFP36によるミクログリアでの炎症性サイトカイン産生の抑制

休止状態のミクログリアは、末梢組織で産生された炎症性サイトカインの作用で活性化され、さらに炎症性サイトカインを産生する。ミクログリアの表面にあるα7ニコチン受容体にアセチルコリンが作用すると、炎症性サイトカインが作用してもZFP36の働きで炎症性サイトカイン産生が阻害され、ミクログリアの活性化も生じない

S1マウスを観察したところ、炎症性サイトカインが肺で産生されていることがわかりました。このサイトカインは、S1タンパク質を発現するアデノウイルスベクターを鼻腔内に投与した際に、アデノウイルスベクターが奥まで吸い込まれたため、肺でもS1タンパク質が発現したことで生じたものであることもわかりました。S1タンパク質には炎症を誘導する作用もあることが知られています。

実際の新型コロナウイルス感染の場合は、S1タンパク質が鼻腔内で発現するような状況では、すでに新型コロナウイルスが上気道や肺をはじめ全身に感染して炎症を起こしていると考えられます。火種にはこと欠かないでしょう。

新型コロナウイルスによる脳内炎症は、アセチルコリンが誘導する脳のコリン作動性抗炎症経路が障害されることによって生じていました。このメカニズムであれば、火種である最初の炎症性サイトカインは脳内で産生される必要はなく、末梢の組織で産生されるものだけで十分であると考えられます。

新型コロナウイルス後遺症の治療薬

ところで、われわれがS1マウスに用いた、脳内のアセチルコリン不足を解消することで脳内炎症やうつ症状、倦怠感を抑制したドネペジルという薬は、商品名を「アリセプト」といって、認知症治療薬として使用されています。高齢者が毎日、何年間も服用できる薬ですから、安全性には問題はないと考えられます。

これらのことから、新型コロナウイルス感染後に倦怠感を訴える患者に、比較的早い時期にドネペジルを投与すれば、新型コロナ後遺症にならずにすむのではないかと期待されています。また、すでに新型コロナ後遺症になっていても、早期であれば治療効果が見込めるのではないかという期待もかけられています。

「炎症を抑えるのなら、通常の抗炎症薬でも効果があるのでは？」と思われる方もいらっしゃるかもしれません。ところが、新型コロナ後遺症の脳内炎症や倦怠感には、そうした薬は効かないことがわかっています。これは、通常の抗炎症薬には火種を小さくする働きはあるものの、脳内の抗炎症作用を増強させる作用がないために、新型コロナウイルスの脳内炎症には効果がないのだろうと考えられます。ついでにいうと、新型コロナ後遺症のうつ症状には、抗うつ薬は効果が小さいこともわかっています。

こうしたことから、公的研究費による「新型コロナ後遺症に対するドネペジルの第二相の治験」が、２０２２年度～２０２３年度の予定で行われています。第二相の治験というのは、患者さんに薬剤を投与して実際に効果があるかどうかを確認する臨床試験のことです。

この治験が成功すれば、これまで述べてきたS1マウスによるわれわれの動物実験の結果が、ヒトでも成り立つことが証明されることになります。そしてそれは、これまでになかった新型コロナ後遺症の治療薬が手に入ることでもあります。

2023年11月現在、新型コロナ後遺症患者は世界中でどんどん増えつづけていますので、このような治療薬の開発には重要な意味があります。

COLUMN　新型コロナの新たなワクチン開発について

読者の皆さんのほとんどは新型コロナウイルスワクチンを接種されていると思いますが、その経験から、このワクチンの問題点として何を思い浮かべますか？

すぐに挙がるのはやはり、打った次の日に腕が痛くて上げられない、熱が出る、体がだるいといった副反応の問題でしょう。

しかし、それ以外にも、このワクチンには大きな問題点があります。それは新型コロナの重症化は防げても、感染そのものは予防できないことです。

その理由は、筋肉に注射するこのワクチンでは、体内に侵入してきたウイルスを排除する中和抗体が鼻腔や喉に分泌されないので、鼻や喉からのウイルス感染を防げないからです。

この問題を解決する方法として「経鼻ワクチン」という鼻から接種するワクチンの開発が期待されています。鼻から接種すれば、鼻腔や喉に中和抗体が分泌されるので感染そのものを予防できるというわけです。さらに、筋肉注射ではないので筋肉の痛みもありません。

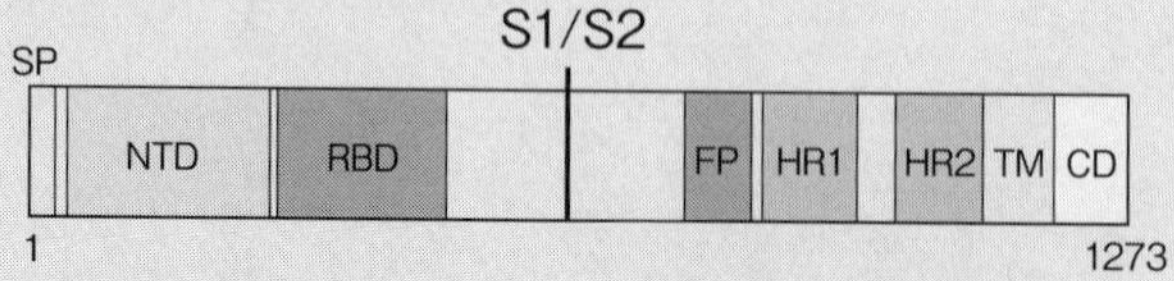

図 4-5　新型コロナウイルスのスパイクタンパク質の構造

新型コロナウイルスのワクチンは、このスパイクタンパク質を発現するmRNAを筋肉に注射し、スパイクタンパク質を発現させる。中央にあるS1とS2を分割する線の左側がS1タンパク質。S1タンパク質は病原性があるが、同時にS1タンパク質に含まれるRBDの部分は、中和抗体をつくるのに必須な部分である

具体的な接種方法として有力視されているのが、アデノウイルスベクターを利用する方法です。抗原としては、中和抗体をつくれるスパイクタンパク質、とくにS1タンパク質が用いられます（図4-5）。つまり、S1タンパク質を発現するアデノウイルスベクターを、鼻腔内に投与するわけです。

「あれ？　どこかで聞いた話だぞ」とお気づきになられたでしょうか？

そうです。これはまさに、われわれが新型コロナ後遺症の動物モデルであるS1マウスを作製した方法そのものなのです。

「そんな危ないもの、ヒトに使うの？」と思われるでしょう。

しかし、われわれが論文を発表する前に、実際に

英国では、ヒトによる実験が行われていたのです。

もちろん、安全性には十分に配慮された臨床試験でした。方法としては、新型コロナウイルスのスパイクタンパク質を発現するアデノウイルスベクター（これはアストラゼネカ社の新型コロナワクチンそのものです）を、鼻腔内に投与するかたちで行われました。まだ最初の段階の実験だったので、安全のため、抗体が産生されない程度の少量のワクチンが投与されました。

しかしその結果、なんと48％もの人が、中等度の倦怠感を訴えたのです。これでは危険すぎて、とてもワクチンとしては使えないことがわかりました。

と同時に、はからずも、われわれのＳ１マウスでの研究が、ヒトでも成り立つことが証明されてしまったのです。

この解決策としては、スパイクタンパク質やＳ１タンパク質の病原性部分は取り除いて、中和抗体などの免疫をつくる部分はそのまま残したタンパク質を接種すればよいと考えられます。われわれの研究成果を利用して、安全で効果的な新型コロナワクチンが開発されることを願っています。

第4章のポイント

●新型コロナ後遺症は脳の炎症が原因と考えられる。

●新型コロナウイルスはヒトの脳では増殖しない。

●新型コロナ後遺症は慢性疲労症候群によく似ている。そのため、原因ウイルスが不明という慢性疲労症候群の問題を解決する突破口となる可能性がある。

●新型コロナウイルスのS1タンパク質を鼻腔内で発現させたS1マウスは、うつ症状を引き起こす。その嗅上皮ではSITH－1マウスと同様に細胞内のカルシウムが増加し、嗅球がアポトーシスを起こし、脳内炎症がみられた。そして脳内でS1タンパク質は発現しない。

●S1マウスが脳内炎症を起こすのは、アセチルコリンが不足し、コリン作動性抗炎症経路（いわば「消火器」）が阻害されるからである。

●脳内炎症のもととなる「火種」は、体内からの炎症性サイトカインである。

第5章 ついにすべてがつながった

ここまで疲労について、まず生理的疲労をみていき（第1章）、次に病的疲労について、慢性疲労症候群（第2章）、うつ病（第3章）、新型コロナ後遺症（第4章）とみてきました。その結果、疲労について、以下のような姿が明らかになってきました。

①疲労感の原因は、脳が炎症性サイトカインにさらされることである（これは生理的疲労も病的疲労も同じ）

②脳が炎症性サイトカインにさらされる原因は、次のとおりである

生理的疲労……末梢組織で産生される炎症性サイトカイン

病的疲労……脳内の炎症

③新型コロナ後遺症の脳内炎症の原因は、脳のコリン作動性抗炎症経路の障害である

その一方で、以下のような疑問も浮かびあがってきました。

❶病的疲労のうち、うつ病の原因となる脳内炎症が発生するメカニズムは？

❷新型コロナ後遺症が長期化するメカニズムは？

❸生理的疲労と病的疲労を分けるメカニズムは？

なぜこうした疑問が浮上してきたかはこのあと、それぞれの項で説明しますが、これらのメ

カニズムが解明できれば、疲労についての残された謎が解け、疲労というものを統一的に説明することが可能になると考えられるのです。

では、それぞれの疑問について考えていきましょう。

5-1 うつ病の脳内炎症が発生するメカニズム

うつ病患者の約80％が抗ＳＩＴＨ－１抗体陽性であり、ＳＩＴＨ－１を発現させたマウスがうつ病様の症状を示すことから、ＳＩＴＨ－１がうつ病の原因の一つであることは確実です。

ところがうつ病には、ＳＩＴＨ－１だけでは説明できない症状がありました。

それが、脳内炎症です。病的疲労の原因は脳内炎症と考えられ、第３章でみたように、うつ病においてもそれは同様です。また、うつ病患者にみられる強い疲労感の原因も、脳内炎症であると考えられます。

しかしそれほど重要な、うつ病で脳内炎症が発生するメカニズムが、ＳＩＴＨ－１マウスでは脳内炎症がみられなかったため、ＳＩＴＨ－１だけで説明することができなかったのです。

このためわれわれは、ＳＩＴＨ－１がうつ病の原因であると完全に言い切るには、何か大切なピースが欠けているのではないかと考えていました。第３章で最初にＳＩＴＨ－１を紹介したときに、うつ病の「危険因子」であるとして、「原因」とまでは言い切らなかったのは、そのためでもあります。

しかし、この本の執筆直前にわれわれは、新型コロナウイルス後遺症の研究を経て、ＳＩＴＨ－１が抱えるこの問題を解決することができました。

結論からいうと、ＳＩＴＨ－１と脳内炎症をつなぐ重要なピースが見つかったのです。

Ｓ１タンパク質にあってＳＩＴＨ－１にないもの

前章でお話ししたように、われわれが新型コロナウイルスの研究を開始したのは、もともとはＳＩＴＨ－１の存在がヒントになっていました。新型コロナウイルスのＳ１タンパク質がＳＩＴＨ－１によく似ていることから、新型コロナ後遺症についての研究が進んだわけです。しかし、今度は逆に、Ｓ１タンパク質が脳内炎症を誘導することがわかったことがヒントとなり、ＳＩＴＨ－１と脳内炎症の関係にどう迫っていくかが見えてきたのです。

では、その道筋をたどっていきましょう。

ＳＩＴＨ－１マウスでの実験から、ＳＩＴＨ－１の発現によってうつ病が発症するまでのステップは、最初が嗅上皮細胞でのＳＩＴＨ－１発現、次に細胞内カルシウムの増加、そして嗅球のアポトーシスであることがわかっていました。そこでわれわれは、新型コロナウイルスの研究においても、このウイルスが持っているタンパク質の中で細胞内カルシウムを増加させる機能を持つものを探索し、Ｓ１タンパク質を同定したのでした。

このＳ１タンパク質をマウスの鼻腔内で発現させると、嗅球のアポトーシスが生じ、うつ症状がみられました。Ｓ１タンパク質がＳＩＴＨ－１と共通の現象を引き起こしたわけです。

しかし、症状は少し異なりました。ＳＩＴＨ－１マウスでは脳内炎症は生じなかったのに対して、Ｓ１マウスでは、うつ症状に加えて、脳内炎症が生じていたのです。

Ｓ１マウスが脳内炎症を引き起こしたのは、前章で述べたように、脳内でのアセチルコリン産生が低下して、コリン作動性抗炎症経路という脳内の消火機能が低下したからです。火種になったのは、肺で発現したＳ１タンパク質によって産生された炎症性サイトカインでした。脳内のアセチルコリン産生が低下するのは、嗅球のアセチルコリン神経の末端がアポトーシスを起こして死んでしまったため、製造元のアセチルコリン産生細胞も障害されたからでした。

ＳＩＴＨ－１マウスも、嗅球のアポトーシスを起こすところまではＳ１マウスと同じです。だとすると、そのあとＳＩＴＨ－１マウスでもやはり、脳内のアセチルコリン産生が低下し、コリン作動性抗炎症経路が障害されて、脳内炎症を引き起こすのではないでしょうか？

しかし、実際にＳＩＴＨ－１マウスを使って実験してみると、脳内のアセチルコリン産生は低下し、コリン作動性抗炎症経路が障害されていましたが、脳内炎症は起こりませんでした。このため、当時のわれわれは、ＳＩＴＨ－１マウスがうつ症状を引き起こすのは、ストレスによってＨＰＡ軸が亢進するためと考えていたことも第3章でお話ししました。

人間のうつ病患者には起こる脳内炎症が、なぜＳＩＴＨ－１マウスには起こらないのでしょうか？　ＳＩＴＨ－１マウスとＳ１マウスは、いったい何が違うのでしょうか？

われわれは、Ｓ１マウスにあって、ＳＩＴＨ－１マウスにないものを探しました。そして、ＳＩＴＨ－１マウスの実験モデルでは、Ｓ１マウスには肺から供給されていた炎症性サイトカインがないことに気づきました。

つまり、なかったのは火種だったのです。

こうして、ＳＩＴＨ－１マウスでも、炎症性サイトカインという火種さえあれば、脳内炎症が生じる状況にあることがわかりました。

するとうつ病患者に脳内炎症がみられるのも、火種があるからだと考えられます。では、それは何なのでしょうか。うつ病で脳内炎症が発生するメカニズムの解明まで、あとは火種を見つけるだけというところまできました。

疲労したマウスは脳内炎症を起こした

答えは、非常に身近にありました。

うつ病の直接の原因で、最大のものは過労です。ならば、ＳＩＴＨ－１マウスに、それを負荷してみようとわれわれは考えました。

具体的には、薄く水を張った飼育ケージでＳＩＴＨ－１マウスを飼うことで、マウスを睡眠不足にしてみました。その結果、疲労したＳＩＴＨ－１マウスは、脳内炎症を起こしたのです。火種となったのは、第1章で紹介した、疲労負荷によって誘導されたeIF2αリン酸化による炎症性サイトカインでした。つまり、疲労が火種をつくりだしていたのです。

この火種は、ＳＩＴＨ－１がなければコリン作動性抗炎症経路によって消火されていたはずでした。ところが、ＳＩＴＨ－１によってアセチルコリン不足となったために消火活動が追いつかず、脳内炎症を引き起こしたのです。

過労死の原因で最も多いのは、うつ病による自殺だという話を前にしました。

「死ぬくらいなら、その前になぜ仕事を辞めなかったのか？」

悲しい知らせを聞くたびに私たちはこうした疑問にとらわれますが、うつ病の発症よりも前に、脳内炎症が生じていることを考慮すれば、なぜなのかも理解できるのではないでしょうか。過労による脳内炎症のため、すでに正常な思考ができなくなっているのだと考えられます。

こうしてうつ病患者では、疲労が火種となり、ＳＩＴＨ－１がその消火を阻むことで脳内炎症が引き起こされる、という現象が生じていることが明らかになったのです。これに第３章で説明したＳＩＴＨ－１によって脳にかかるストレスや、ＨＰＡ軸の亢進といった現象が重なって、うつ病が発症するのだと考えられます。

ドネペジルによるうつ病治療の可能性

うつ病発症の最大の要因とみられる脳内炎症が、ＳＩＴＨ－１が招くアセチルコリン不足によって生じることがわかったことで、新たなうつ病治療薬開発の可能性が見えてきました。

第３章で説明したように、従来の抗うつ薬は、セロトニンやノルアドレナリンなどのモノアミンの脳内での濃度を上げることで、落ちてきた気分を上昇させるという対症療法薬でした。

これによってうつ病が改善する患者もいるのですが、全体としてみれば、治療効果のある人は半数ほどにとどまっていました。

このため、対症療法とはまったく原理が異なる新しい抗うつ薬が求められているのです。

従来の抗うつ薬が対症療法にとどまる理由は、もともと不足しているわけではないモノアミンを追加することで気分を上昇させるという点にあります。うつ病患者で不足している物質を補ってこそ、根本的な治療薬といえるでしょう。

その意味で、ＳＩＴＨ－１によって不足している脳内のアセチルコリンを補ってうつ症状を抑える薬ができれば、根本的なうつ病治療に一歩前進できるといえます。

脳内のアセチルコリン不足を補う薬として使いやすいのは、第４章でも紹介したアセチルコリン分解酵素阻害薬ドネペジルです。われわれはＳＩＴＨ－１マウスを用いた実験で、ドネペジルがうつ病様症状を改善することを見出しました。

現在、新型コロナ後遺症の治療薬としてドネペジルの臨床治験が実施されていることは第４章でお話ししましたが、この治験がうまくいけば、抗うつ薬としてのドネペジルの利用にも見通しがつくと考えています。

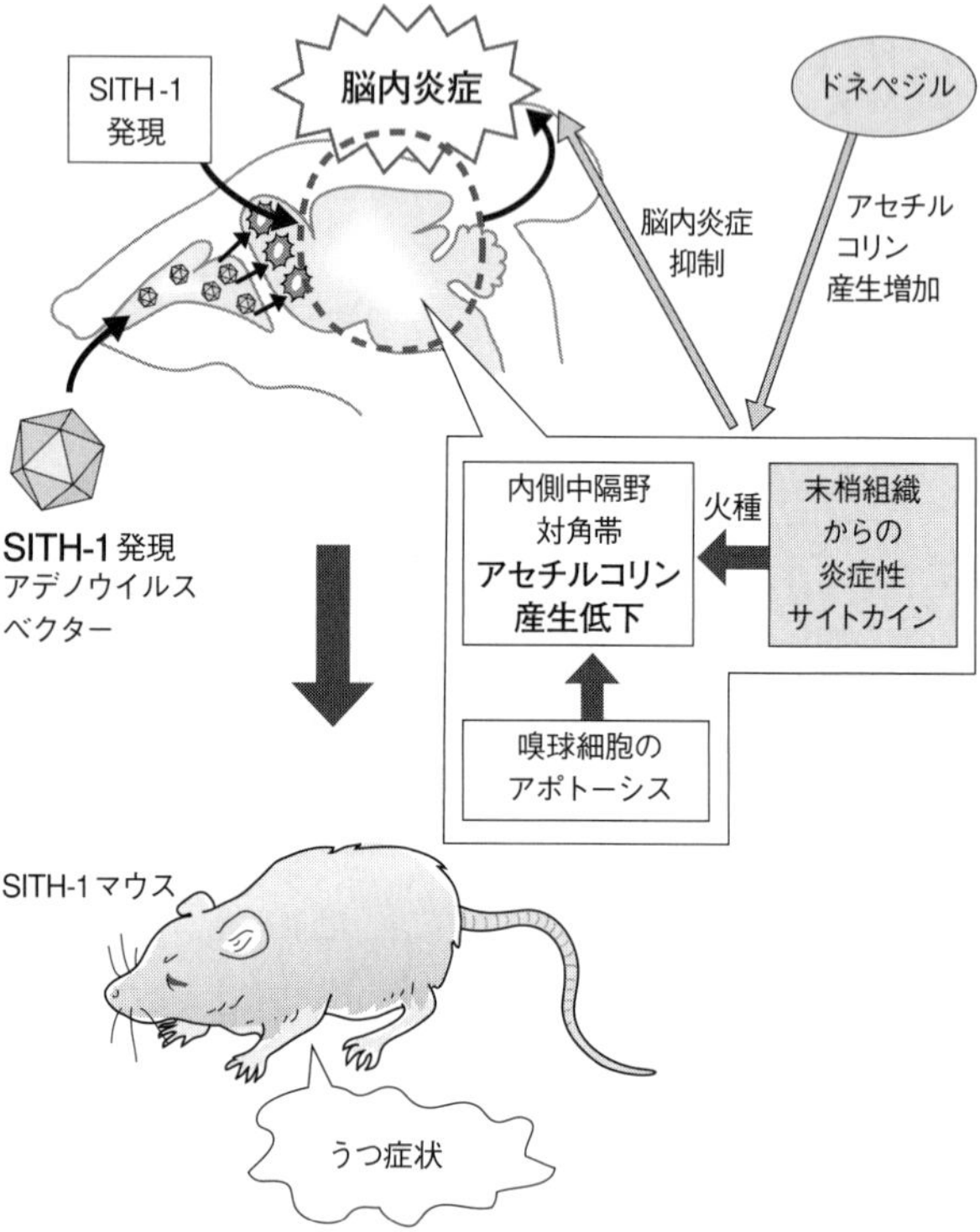

図 5-1　SITH-1と疲労によって脳内炎症が起こった

SITH-1と疲労によって脳内炎症とうつ病が発症することをマウスで実証した結果を示した。新型コロナウイルスS1タンパク質による脳内炎症を示した図4-3と非常に似ていることに注目。メカニズムも同じである。違うのは、鼻腔内に投与したのがS1ではなくSITH-1を発現するアデノウイルスベクターであることと、疲労によって発現した末梢組織からの炎症性サイトカインが、脳内炎症を引き起こすのに必要であることだけである。メカニズムが同じなので、S1による脳内炎症に治療効果があったドネペジルは、SITH-1と疲労によって引き起こされたうつ症状にも効果を発揮する

COLUMN　２つのＨＨＶ－６

じつは、混乱を避けるためにこれまであえて説明しなかったことがあります。
それは、Ｓ－ＩＴＨ－１をつくりだすもとなっているヒトヘルペスウイルスＨＨＶ－６には、種類が２つあるということです。

たいていの場合、ＨＨＶ－６は「突発性発疹の原因ウイルスで……」といった紹介をされていますが、これはわれわれの周りにいるＨＨＶ－６についての話です。このウイルスは正式には「ＨＨＶ－６バリアントＢ（ＨＨＶ－６Ｂ）」という名前で呼ばれています。

ＨＨＶ－６Ｂは日本、アジア、ヨーロッパ、南北アメリカ大陸、オーストラリアに分布していて、通常、われわれ日本人が遭遇するＨＨＶ－６はこのウイルスだけですので、本書ではＨＨＶ－６Ｂを単純に「ＨＨＶ－６」と表記しています。

しかし、ＨＨＶ－６にはもう一つ、「ＨＨＶ－６バリアントＡ（ＨＨＶ－６Ａ）」というウイルスもあるのです。

HHV-6Aという名前なのは、こちらのほうが先に発見されたからです。分布は、アフリカ大陸と、そこからアメリカやヨーロッパに連れてこられた人の子孫に限られています。

ところがHHV-6Bと違って、HHV-6Aは何の病気の原因になるのかが判明していません。わかっているのは、HHV-6Bと同様に人に潜伏感染または持続感染して長期間にわたり存在すること、しばしば唾液中に放出されること、そして、ときとして脳炎を生じること、などです。基本的に、HHV-6Aに感染している人はHHV-6Bには感染しておらず、HHV-6Bに感染している人はHHV-6Aには感染していません。

疲労との関係で重要なのは、HHV-6AはSITH-1遺伝子を持っていないことです。似たような遺伝子配列の遺伝子はあるのですが、潜伏感染との関連はなく、細胞内カルシウムの増加を引き起こすこともありません。

しかし、それではアフリカ系の人たちはうつ病にならないのかといえば、そんなことはなく、アフリカ系の人もうつ病になるのです。ここが、われわれの頭痛の種でした。これでは、「うつ病の原因がSITH-1である」という考えが否定されかねないからです。

この問題は、やがて解決しました。HHV-6Aは、SITH-1がなくてもうつ病を引き起こす機能を持っていることがわかったのです。

ＨＨＶ－６Ａには、アストロサイトで増殖して、細胞を破壊してしまうという性質がありました。ＨＨＶ－６Ｂのほうは、アストロサイトで潜伏感染するので、ウイルス増殖によってアストロサイトの細胞を破壊することはできません。その代わりに、ＳＩＴＨ－１を発現してアストロサイトのアポトーシスを誘導するという機能を獲得しています。

ここで皆さんは、「ＨＨＶ－６ＡにしてもＨＨＶ－６Ｂにしても、方法は違うにせよ、どうしてそんなにアストロサイトを壊したがるのか？」と疑問を持たれるかもしれません。

じつは、脳へのウイルスの侵入はアストロサイトが防いでいるのです。

ウイルスが脳に侵入しようという場合、侵入ルートは２つしかありません。血液から侵入するルートと、気道から侵入するルートです。

血液のほうのルートは、アストロサイトでできた血液脳関門という壁が守っています。そして気道のほうは、鼻腔と脳の間で、嗅球のアストロサイトが関所となっています。だからウイルスは、脳に侵入するためにはアストロサイトを乗り越える必要があるのです。

ＨＨＶ－６Ａのようにアストロサイトで増殖して細胞を破壊するのであれば、ＳＩＴＨ－

1を持っている必要はありません。嗅球のアストロサイトを破壊して、あとはHHV－6Bと同じメカニズムで脳内炎症を引き起こせば、うつ症状を起こすことができます。また、HHV－6Aは、体内で潜伏感染または持続感染しており、唾液中に継続的にウイルスを放出しています。このため、持続的な脳内炎症を引き起こすことが可能で、これもうつ病の原因になりうると考えられます。

HHV－6Aは脳炎を非常に起こしやすいのですが、それはこのように脳のアストロサイトでウイルスが増殖するからです。HHV－6Bのほうは、骨髄移植のときの免疫抑制状態などのような、特殊な状況でないと脳でウイルスは増殖しません。

じつは、アフリカ系の人に起きるうつ病は、それ以外の人のうつ病とは、発症のしかたや症状が少し異なることが、複数報告されています。ひょっとすると、これはSITH－1の有無によるのかもしれませんが、これは今後の課題です。

HHV－6Aについては、第6章の最後でもう一度議論します。乞うご期待です。

5-2 新型コロナ後遺症が長期化するメカニズム

ここまでで、疲労について最後に残った疑問の一つめに挙げた、うつ病において脳内炎症が起こるメカニズムは、ほぼ明らかにできたと思います。

二つめの疑問は、新型コロナ後遺症についてです。

新型コロナ後遺症は、なぜ長期間にわたって続くのかという問題です。なかでも、倦怠感やうつ症状が主症状となるタイプの人は、脳内炎症が何年も続きます。このメカニズムがわからないのです。

新型コロナウイルスはＲＮＡウイルスといわれるタイプなので、ヘルペスウイルスやレトロウイルスのような潜伏感染のプロフェッショナルではありません。急性感染が終わったあとは、早々に体から消えてしまうか、あまり生体と反応を起こさないような場所で、ひっそりと隠れ棲んでいるのが普通なのです。

にもかかわらず、このウイルスは、新型コロナ後遺症と呼ばれるような重い症状を何年も引き起こしつづけます。これは、ＲＮＡウイルスのこれまでの常識からは考えにくいことなのです。

長期化のメカニズムについての仮説

新型コロナ後遺症が長期間継続する理由としては、４つの仮説が候補として挙げられています。疲労とは関係なさそうなものから順に並べると、次のようになります。

（１）微小血栓説
新型コロナウイルスの急性感染によって肺などの組織が破壊されたことで微小血栓が出現し、体内にとどまって後遺症症状を引き起こす

（２）残存ウイルス説
残存した新型コロナウイルスのＲＮＡやタンパク質が原因で、炎症などが生じる

（３）自己免疫説
自己免疫反応や自己抗体が神経に影響を与える

（４）ヘルペスウイルス再活性化説

ヘルペスウイルスの再活性化が誘導されて、炎症反応などを起こす
以下、順にみていきましょう。

（1）微小血栓説

新型コロナウイルスの急性期に生じる肺炎や、全身の臓器への感染の際に、組織が破壊されて微小な血栓がつくられます。これが長期間存在することで、血流が滞り、組織に酸素がいきわたらないために、息切れなどの症状が長期化するという説です。

しかしこれは、ワクチン接種やウイルスの弱毒化によって急性期症状があまり激しくなくなってからも、新型コロナ後遺症患者が増えつづけているという事実と矛盾します。

また、新型コロナウイルスの倦怠感は酸素不足で生じるわけではないので、少なくとも、新型コロナ後遺症の倦怠感やうつ症状のメカニズムを説明するものとはいえないようです。

（2）残存ウイルス説

残存した新型コロナウイルスのRNAやタンパク質が長期化の原因とする説です。しかしながら、新型コロナウイルスの残存物は非常に少量であるため、少なくとも倦怠感やうつ症状を

起こすほどの炎症には結びつきそうにありません。

また、残存したRNAやタンパク質は腸管で見つかったという報告が多いのも気になる点です。ウイルスの感染が持続しているとしても、生体との相互作用を避けて、免疫機構が届きにくい腸管の上皮細胞に感染している可能性が高いと考えられるからです。このような持続感染のしかたは、風邪の原因ウイルスであるアデノウイルスにも見られます。

というわけで、もし新型コロナウイルスが持続感染しているとしても、ウイルス量は少なく、また、免疫機構と離れたところに存在していると考えられるので、倦怠感やうつ症状を引き起こすとは考えにくいようです。

（3）自己免疫説

自己免疫とは、本来なら自分の体を守るべき免疫機構が、誤って自分の体のタンパク質を攻撃してしまう現象です。自身のタンパク質の多くの種類が標的となる可能性があり、どのタンパク質を攻撃しているかを知るには、自己免疫によってつくられた抗体、すなわち自己抗体を調べる必要があります。自己免疫はウイルス感染などが原因で生じるといわれ、疾患の原因となる場合には自己免疫疾患と呼ばれます。

新型コロナウイルス感染では、多くの自己抗体が誘導されます。何か特定の細胞タンパク質に対する自己抗体がたくさんできるというよりは、非常に多くの種類の自己抗体が産生されるのが特徴です。

そして、ここからは疲労と関係する話になりますが、新型コロナ後遺症で検出される自己抗体には、慢性疲労症候群の患者で観察される自己抗体が多く含まれています。多くの種類の自己抗体が観察されることは、慢性疲労症候群の特色でもあります。このことが、「新型コロナ後遺症は慢性疲労症候群の一種である」と慢性疲労症候群の研究者が主張する根拠の一つにもなっています。

じつは、これはあまり知られていないことなのですが、というより内緒にされていることなのですが、自己免疫がどのように誘導されるのか、そして、どのように疾患を引き起こすのかは、よくわかっていません。

たとえば、慢性疲労症候群の患者では、神経のタンパク質に対する自己抗体があることはわかっていても、本当に自己免疫が神経を攻撃しているという証拠はほとんどありません。動物実験による証明もなされていないのが現状なのです。

新型コロナ後遺症の患者についても、見つかっている自己抗体はこのように、何をしているのかわからないものばかりなので、自己抗体が新型コロナ後遺症の原因になっているかどうかは、今後の課題というしかありません。

(4)ヘルペスウイルス再活性化説

新型コロナ後遺症の患者では、HHV-6、サイトメガロウイルス、エプシュタイン・バーウイルス、水痘帯状疱疹ウイルスといった多種類のヘルペスウイルス科のウイルスが、再活性化することが報告されています。この現象も、慢性疲労症候群と共通しており、新型コロナ後遺症が慢性疲労症候群の一種であるとされる根拠となっています。

しかし、そのことは新型コロナ後遺症の疾患の発見当時からわかっていましたが、再活性化したヘルペスウイルスがどのように疲労感や倦怠感を引き起こすのかはわかっていませんでした。要するに、ヘルペスウイルスが再活性化するという現象論にとどまっていて、発症メカニズムとの関係は何もわかっていなかったのです。これは、自己抗体と同じ状況でした。

われわれは、新型コロナ後遺症にもHHV-6の再活性化の影響があるのではないかと考えました。HHV-6の再活性化によって唾液中のHHV-6が増加して、嗅球で潜伏感染するHHV-6も増加し、それによってSITH-1が多く産生されることが、新型コロナ後遺症の病態に関係するのではないかと考えたのです。

ＳＩＴＨ‐１は新型コロナ後遺症の原因なのか

ＳＩＴＨ‐１が、新型コロナ後遺症の長期化にも関わっているのではないか？　そう睨《にら》んだわれわれは、新型コロナ後遺症が長期化するメカニズムの解明に着手しました。

まず、新型コロナ後遺症患者の抗ＳＩＴＨ‐１抗体を測定して、患者にＳＩＴＨ‐１が発現しているかを調べました。その結果、61％の患者で抗ＳＩＴＨ‐１抗体が陽性でした。陽性率だけでなく、抗体の量を示す抗体価も、健常人に比べて有意に高い結果でした。

これで、新型コロナウイルスに感染するとＳＩＴＨ‐１が発現することがわかりました。しかし、これだけでは、新型コロナ後遺症の発症にＳＩＴＨ‐１が関係するのかどうかまではわかりません。

われわれは次に、新型コロナ後遺症の患者と、新型コロナウイルスには感染したものの新型コロナ後遺症にはならなかった人とを比較してみました。

その結果、新型コロナ後遺症になった患者は、ならなかった人に比べて、抗ＳＩＴＨ‐１抗体価が有意に高いことがわかったのです（図５‐２）。

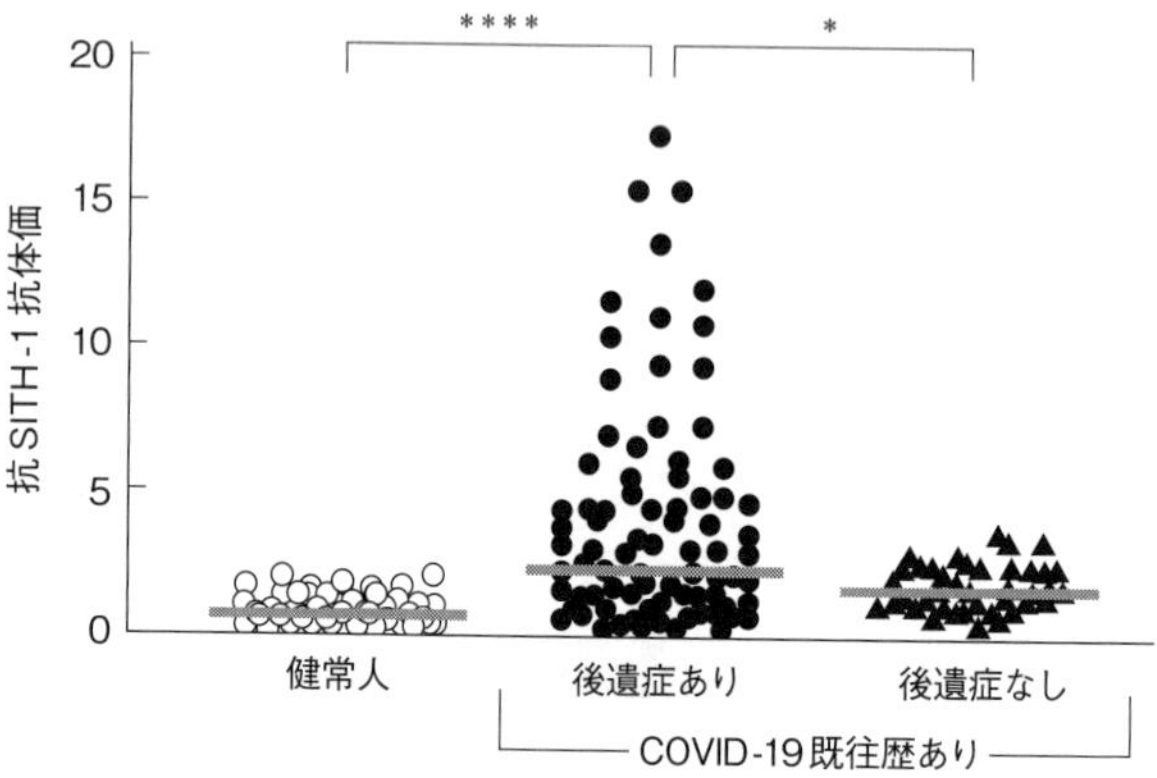

図5-2　健常人、後遺症患者、回復患者の抗SITH-1抗体価

COVID-19既往のない健常人、新型コロナ後遺症患者、COVID-19既往はあるものの後遺症にはならなかった人の抗SITH-1抗体価を示す。3者の中で、新型コロナ後遺症患者のみ抗SITH-1抗体価が有意に高いことに注目

これによって、ＳＩＴＨ－１の発現が、新型コロナ後遺症を引き起こす原因の一つであることがわかりました。

また、抗ＳＩＴＨ－１抗体が陽性となった61％の患者では、倦怠感やうつ症状、ブレインフォグといった脳神経症状が多くみられました。これに対して、抗ＳＩＴＨ－１抗体が陰性の患者では、咳《がい》嗽《そう》（せき）や脱毛が多く見られました。これらはいずれも、新型コロナ後遺症の症状としてよく知られていますが、ＳＩＴＨ－１が関与しているかどうかによって、症状の特徴はかなり異なることもわかりました。

ＳＩＴＨ－１が新型コロナ後遺症を長期化させるメカニズム

ＳＩＴＨ－１の発現が、新型コロナ後遺症をどのように引き起こすのかを、これまで述べてきた慢性疲労症候群やうつ病における研究成果も踏まえながら、組み立ててみましょう。

まず、新型コロナウイルスのＳ１タンパク質が嗅球細胞を障害することで、脳内アセチルコリン産生が低下し、コリン作動性抗炎症経路の作用が低下します。

次に、新型コロナウイルス感染で生じた末梢臓器の炎症による炎症性サイトカインが、脳に作用して火種をつくります。

この２つの作用によって、脳内炎症が生じます。

それでもＳＩＴＨ－１がなければ、アセチルコリン産生はいずれ回復し、脳内炎症も消火されると考えられます。

ところが、新型コロナウイルスはＨＨＶ－６を再活性化し、ＳＩＴＨ－１を発現させることがわかりました。これによって嗅球の障害とアセチルコリン産生低下は、今度はＳＩＴＨ－１によって継続されます。したがって、コリン作動性抗炎症経路の作用の低下が継続します。

さきほど、うつ病の脳内炎症の原因について考えたときには、ＳＩＴＨ－１には単独で脳内炎症を誘導する力はなく、疲労という火種が必要であることをお話ししました（図5－1参照）。しかし、新型コロナの場合は、すでにウイルス感染によって脳内炎症が起こっています。火種もたくさんあります。

だからSITH－1は、アセチルコリン産生を低下させるだけでよいのです。

これが、新型コロナ後遺症がSITH－1によって長期化するしくみと考えられます。

さらに、HHV－6が発現するSITH－1は、もともと潜伏感染タンパク質ですので、長期的に発現するという特徴があります。このため、SITH－1が原因となる脳内炎症も、長期間にわたって維持されます。これも、新型コロナ後遺症が長期化する要因と考えられます。

ちなみに、新型コロナ後遺症では、慢性疲労症候群の説明（第2章）で紹介した「労作後倦怠感」（PEM）が生じることも知られています。

PEMは、新型コロナ後遺症がよくなったと思って無理をして仕事や運動をすると、数時間後～翌日にひどい倦怠感が発生する現象で、「クラッシュ」とも呼ばれます。このPEMがなぜ生じるかも、ここまでくれば、理解可能です。

新型コロナ後遺症の患者では、SITH－1によってコリン作動性抗炎症経路の作用が低下している状況が継続しています。ある程度回復すれば、ウイルスによる火種は小さくなっていきますが、そこで無理な仕事や運動をすると、疲労によって eIF2α リン酸化が誘導され、炎症性サイトカインが産生されて、これが火種となるのです。こうして脳内炎症が再発してしまうと考えられます。

5-3 生理的疲労と病的疲労を分けるメカニズム

本書では、まず第1章で、疲労には生理的疲労と病的疲労があることを説明してから、それぞれのメカニズムをくわしくみてきました。

ここまでくると、生理的疲労と病的疲労の本質的な違いとは何か、何が両者を分けているのか、そのメカニズムも見えてきます。

違いは「脳内炎症を起こしているかどうか」

生理的疲労と病的疲労の本質的な違いは、脳内炎症が起きているかどうかです。そして、その違いを生むのは、脳の抗炎症機構が正常に働いているかどうかです。

この機能が正常に働いていれば、労働や運動による疲労で炎症性サイトカインが大量に産生されても、脳内炎症は起こらず、病的疲労にまでは至りません。通常の風邪などで高熱が出ても、この機能が正常に働いていれば、疲労感はすぐに回復し、病的疲労にはなりません。

では、何が脳の抗炎症機構を障害するのでしょう？

まず挙げられるのが、ＳＩＴＨ－１です。潜伏感染するＨＨＶ－６が発現させるこのタンパク質が、嗅球に障害を引き起こし、コリン作動性抗炎症経路の作用を低下させることで、脳内炎症を生じさせるのです。

新型コロナウイルスのＳ１タンパク質による新型コロナ後遺症も、同様のメカニズムで脳内炎症と病的疲労が生じていました。

いま、脳の抗炎症機構については、コリン作動性抗炎症経路がZFP36というタンパク質によるものであることをわれわれが発見するなど（↓第４章）、解決への道筋が見えてきました。こうした研究成果によって、生理的疲労と病的疲労を一つの土俵にのせ、統一的に理解することが可能となりつつあります。

これまで、脳の炎症のメカニズムに関しては、脳の中でのウイルスの増殖や、脳の外から加わる炎症性サイトカインなど、炎症を増加させる「アクセル」の働きばかりが注目されていました。そして、治療薬もこのアクセルをどのようにして緩《ゆる》めるかに集中して開発が行われていました。しかしそのやり方では、脳内炎症が関与する疾患の治療薬は十分な効果を示すことができませんでした。

ところが、じつは答えはまったく逆で、炎症を停止させる「ブレーキ」の故障だったことがわかったわけです。今後、ＳＩＴＨ－１や新型コロナウイルス以外にもブレーキの故障の原因を見出したり、ブレーキを強化する薬剤を開発したりすることができれば、疲労が関係する多くの疾患を原因から解決することができるようになることが期待されます。

生理的疲労が病的疲労に変わるとき

これで皆さんも、生理的疲労と病的疲労の違いを、メカニズムの違いを含めてご理解いただけたかと思います。ところが、これだけでは話がすまないのが、疲労の複雑なところです。生理的疲労と病的疲労はまったく異なると言いつづけてきましたが、じつは、生理的な疲労を継続的に負荷すると、病的疲労に切り替わってしまうことがあるのです。

皆さんは、スポーツ選手にうつ病が多いという話を聞いたことがありますか。何か意外に思われるかもしれませんが、過剰なトレーニングをすると、うつ病のような症状が現れることがあるのです。それが「オーバートレーニング症候群」と呼ばれる疾患です。

その原因は、これまで本書で述べてきたことから導き出すことができます。

運動による生理的疲労は、eIF2αのリン酸化を亢進させてHHV－6を再活性化するので、唾液中のHHV－6が増加します。その結果、SITH－1が発現しやすくなり、嗅球が障害されて脳のコリン作動性抗炎症の作用が低下する可能性が高まります。これに、生理的疲労による炎症性サイトカインという火種が重なると、脳内炎症、すなわち病的疲労が生じるのです。

最近は、スポーツの世界ではオーバートレーニング症候群という概念が有名になったため、選手に過剰なトレーニングを強要するようなコーチは以前より少なくなったと聞きます。むしろスポーツ選手でない人のほうが、知識のないまま無理な負荷をかけてしまうのかもしれません。「仕事が忙しくて疲れたから、週末はフットサルでリフレッシュだ」などと言っている方も、ときどき見かけます。過度な運動はうつ病の原因になる場合があるということは、知っておいても損にはならないと思います。

自分はどっちの疲労か測定できるのか

「そんなこと言っても、スポーツの生理的疲労がどこで病的疲労に変わるかなんて、どうやったらわかるのか？」

「そもそも、生理的疲労と病的疲労を区別する検査なんて存在するのか？」

といった疑問は、当然、生じると思います。これに対しては、第２章で慢性疲労症候群の患者ではＨＨＶ－６の再活性化がみられなかったという話をしましたが、この現象を利用します。

スポーツなどによる過度の生理的疲労のため唾液中に大量に放出されたＨＨＶ－６がＳＩＴＨ－１を発現させて脳内炎症を起こし、生理的疲労が病的疲労に移行すると、疲労感が強いため運動量が減少して、ＨＨＶ－６を再活性化するほどの生理的疲労は生じなくなります。このため病的疲労では、疲労感は強いにもかかわらず、唾液中のＨＨＶ－６はむしろ、疲労していない状態よりも少なくなるのです。

この現象は、営業で外回りをしたり残業したりといった、eIF2α リン酸化が生じる労働でも起こります。やはり病的疲労に移行すると、唾液中のＨＨＶ－６は極端に減少します。つまり、あなたがとても疲れているときに唾液を測定してみて、ＨＨＶ－６がうじゃうじゃいれば生理的疲労なのでまだいいけれど、ＨＨＶ－６がほとんどいないと病的疲労を疑うべきなのです。

いうまでもなく、病的疲労を抱えているということは、うつ病の予備軍である可能性が高いことを意味します。この測定をうまく利用できれば、自分の疲労が休息を増やせば解消するものなのか、それとも精神科や産業医に相談する必要があるのか、判断することができます。

しかし、２０２３年11月現在、唾液中のＨＨＶ－６の検査は、一部の医療機関でしか行われていません。検査料も高額です。われわれはこの検査を手軽に、比較的安価で受けられるシステムをつくりたいと考えています。この検査が普及することで、ただ疲労度を知るだけでなく、うつ病の早期診断も可能になると期待しています。

COLUMN　現代の魔女狩り：アセチルコリンの悲劇

ここまで何度か繰り返してきたように、疲労やうつ病が生じるメカニズムには、アセチルコリンという物質が重要な関わりを持っています。しかし、アセチルコリンについては、われわれが解明するまで、未解決の問題がいくつも積み残されていたのです。

それは、なぜでしょうか？

われわれはその理由を「ニコチン」に対するいわれなき差別によるものと考えています。

アセチルコリンは最も早く発見された神経伝達物質で、その作用は、「ニコチン様作用」と「ムスカリン様作用」の2つに大別されます。ニコチン様作用は、骨格筋の収縮に代表される作用で、ニコチンが同様の働きをすることからこの名があります。ムスカリン様作用は、内臓の筋肉を収縮させるなどの作用で、キノコ毒の一つであるムスカリンが同様の働きをします。

ニコチン様作用をつかさどるアセチルコリン受容体には多くの種類があり、これまでみてきたコリン作動性抗炎症経路の中心となる「α7ニコチン受容体」もその一つです。これは簡単にいうと、ニコチンが脳内炎症を抑える働きをしているということです。したがって、もしかしたらニコチンがうつ病や新型コロナ後遺症の治療薬になるかもしれないのです。

じつは、ニコチンがうつ病や新型コロナウイルス感染症の予防効果や治療効果があることは、われわれが研究する前から指摘されていました。しかし、このような研究は無視されるか、すぐに否定されてしまっていました。その理由は、現在の研究者の社会ではタバコが嫌われているからです。

実際、私自身、疲労に関する論文を提出しようとした際に、論文の共著者にタバコ会社の社員が入っているという理由で、論文の受け取りを拒否されたことがあります。そこそこ一流の論文雑誌を出版している出版社なのですが、拒否の理由として、タバコがいかに健康に悪いかを説明する長い文書が送られてきました。

このような現状では、タバコの成分であるニコチンにうつ病の予防効果があるなどという研究が認められるとは思えません。

たとえば、ニコチンとうつ病の関係は、「喫煙者は非喫煙者に比べてうつ病患者の割合が多い」と説明されます。しかし、周囲で実例を見たことがある方もいらっしゃるかもしれませんが、実際は、「喫煙者がタバコを急にやめるとうつ病になる」といった場合のほうが多いように感じます。つねにニコチンの刺激を受けた状態で働くことに慣れていたコリン作動性抗炎症経路が、急にニコチンの刺激がなくなって働かなくなったために起こった現象ではないかと考えられるのです。

しかし、「なんだか理由はよくわからないけど、とにかくタバコが悪い」と言っておけば論文が採択されるなら、誰も、あえてニコチンについて研究しようとは思わなくなります。

新型コロナウイルスについても同じことが起こりました。

流行が始まった頃、「喫煙者は新型コロナウイルス感染による死亡率が低い」という研究発表があり、一時、話題になりました。これはニコチン摂取によって、コリン作動性抗炎症経路が脳や肺で働くことで、過剰な炎症産生が抑えられるためだろうと思われます。

ところが、この結果はすぐに否定されました。タバコのような体に悪いものを吸えばコロナも重症化するだろう、といった程度の根拠によってです。ニコチンが新型コロナウイルス感染症を抑制するメカニズムをあえて研究しようなどという人は、ほとんどいませんでした。

ほかの現象についてもほぼ同様で、ニコチンやアセチルコリンの作用に関する研究は避けられる傾向にあります。これが、今回われわれが取り組んだ研究が、今日まで手つかずのまま残っていた理由であろうと思われます。「はじめに」で、疲労研究が欧米で発展しなかった理由は、疲労に対する人々の意識の違いだといいましたが、ニコチンに対する偏見も、それに拍車をかけたのかもしれません。

皆さんは、ガリレオが地動説を支持したために宗教裁判にかけられ、火あぶりの刑から逃れるために地動説を捨てさせられたという話はご存じだと思います。裁判後にガリレオが言ったとされる「それでも地球は回っている」という言葉はあまりにも有名です（実際には、この言葉は後世の作り話なのだそうですが……）。

そんな話は、もう昔のことだと思っていらっしゃる方が多いでしょう。しかし現代でも、程度の違いこそあれ、似たような偏見はまだあるのです。

第５章のポイント

- 新型コロナ後遺症でＳ１マウスがうつ症状を呈するときは脳内炎症が生じるが、ＳＩＴＨ－１マウスがうつ症状を呈するときは脳内炎症が生じない。
- ＳＩＴＨ－１マウスも疲労させてeIF2αをリン酸化すれば、炎症性サイトカインが発生して火種ができ、脳内炎症が生じる。
- ＳＩＴＨ－１は脳内炎症を消火するコリン作動性抗炎症経路を、アセチルコリンを低下させて阻害することで、新型コロナ後遺症を長期化させる。
- 新型コロナ後遺症の治療薬として臨床治験中のドネペジルが抗うつ薬となる可能性がある。
- 生理的疲労と病的疲労を分けるものは脳内炎症が起こっているか否かであり、その違いを生むのはコリン作動性抗炎症のしくみが正常に働いているかどうかである。
- 生理的疲労が過度に強くなると、病的疲労に移行することがある。自分がどちらの疲労かは、唾液中のＨＨＶ－６を測定すればわかる。

第6章

人類にとって疲労とはなにか

ここまで、疲労が発生するメカニズムや、疲労が疾患の発症に関与するメカニズムなどについて、最新の研究を紹介するとともに、そこから考えられる疲労の解決方法なども探ってきました。つい最近わかったことも多いので、初耳だったという方も多かったと思います。

この章では、ここまでにふれられなかった疲労についての話を、人類が疲労する意味なども考えながら、少し自由にしていきたいと思います。

6-1 疲労やうつ病をなくすことはできるか

疲労をなくす方法はあるのか？

疲れを知らない強靱《きょうじん》な身体――それは不老不死と並んで、私たちの夢でもあります。
すでにお話ししたように、「疲労感」だけを取り除くことは、「疲労」そのものは取り除かれず、組織の機能不全や障害を引き起こすので危険です。

それでは、疲労の本態である「eIF2αのリン酸化」を起こらなくすれば、「疲労」そのものを取り除くことができるのでしょうか？

じつは、それでもそううまくはいかないようです。その例をご覧に入れましょう。すでに何度かふれた「小胞体ストレス」とよばれるストレス応答があります。タンパク質は正しく折りたたまれることで正常な働きをするのですが、ときどき、正しく折りたたまれないことがあります。小胞体ストレスとは、細胞内にできてしまった誤った折りたたまれ方をしたタンパク質をストレッサーとする反応で、さまざまな疾患の原因になると考えられています。たとえばeIF2αをリン酸化して疲労した状態を起こすとともに、心不全の原因となります。

では、小胞体ストレスによって心不全を起こしかけている実験動物に、サルブリナルという薬剤を投与するとどうなるかを考えてみます。サルブリナルとは第1章で出てきた、リン酸化したeIF2αの脱リン酸化を阻害する薬剤で、これを投与するとリン酸化eIF2αが溜まって、疲労が強まってしまうという物質です。

当然、実験動物の疲労が悪化して、心不全がひどくなると考えられるでしょう。

ところが、じつは答えは逆で、心不全が改善するのです。

その理由は、リン酸化したeIF2αが、疲労とは別の危機回避経路を活性化することで、小

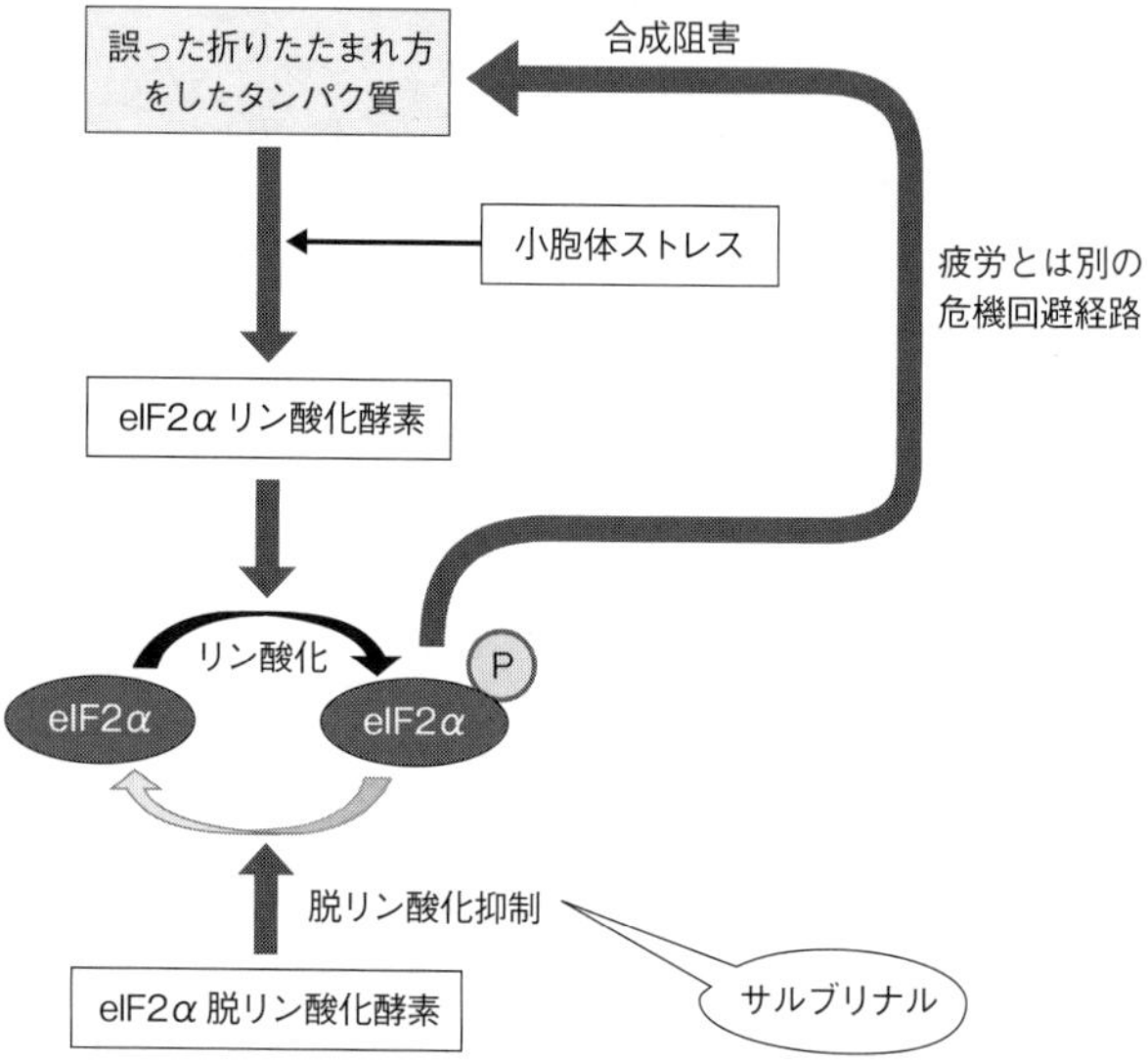

図 6-1　サルブリナルの心臓保護作用

細胞内で誤った折りたたまれ方をしたタンパク質ができると、小胞体ストレスが働いてeIF2αリン酸化が生じる。これはタンパク質の合成そのものを止めるので、誤ったタンパク質の合成も止まる。誤った折りたたまれ方のタンパク質が減ることで、小胞体ストレスも減るので、この場合はタンパク質合成を止めることが心臓を守ることになる。サルブリナルは脱リン酸化酵素の阻害剤で、リン酸化されたeIF2αの減少を抑制するため、タンパク質合成の停止を長引かせて心臓を守ると考えられる胞体ストレスを軽減するように作用したためと考えられています（図6－1）。このことは、小胞体ストレスにおいては「疲労」は危機を知らせるアラームであることを示しています。「疲労感」は「疲労」という危険を知らせるアラームなので、疲労感だけを抑制する、すなわち、アラームだけを切るようなことをしては危険だということはわかっていました。しかし、このサルブリナルの実験は、疲労とは別の危険（この場合は小胞体ストレスの原因となる誤った折りたたまれ方をしたタンパク質）が迫っているときに、「疲労」そのものがアラームシステムとなって、われわれに危険を知らせることもあるということを教えてくれます。

やはり、生体に備わったアラームは安易に抑制してはいけないということであり、「疲労」そのものを抑制することも危険である、と考えたほうがよさそうです。

SITH－1をなくせばうつ病をなくせるのか？

疲労をなくすことができないのであれば、次善の策として、われわれの体に潜伏感染しているHHV－6をすべて取り除いて、SITH－1が生じないようにして、病的疲労であるうつ病をなくすということはできないのでしょうか？

もしそれができれば、うつ病患者は5分の1に減るはずだと考えられます。

しかし、残念ながら以下の理由により、これもうまくいきそうにないのです。

まず、うつ病でない人の憂鬱な気分もSITH－1が原因になっていることについては、第3章で図3－8をご覧いただきながら説明しました。このことから、「うつ病になりやすい性格」の形成にも、SITH－1が関与しているものと考えられそうです。では、それはどのような性格でしょうか？

うつ病になりやすい性格として有名なものに「メランコリー親和型性格」と呼ばれるものがあります。その特徴としては、真面目、仕事熱心、秩序やルールに忠実、献身的、責任感が強い、頼まれると嫌とは言えない、といったものが挙げられます。

こういう人は、ストレス耐性が低い性格ともいえますが、少なくとも、仕事はきちんとできそうです（「社畜」などと陰口をいわれることもあるかもしれませんが）。

これとは対照的に、ストレス耐性テストを用いてストレス耐性の高い人の性格を見ると、「対人関係に極めて鈍感で戦力にならない」という結果が出るそうです。

私はSITH－1について講演をすると、「入社試験でSITH－1検査をして陽性者を不採用にすれば、うつ病で休職や退職する人を減らせるのでは？」と、よく質問されます。

これに対しては私は、「そんなことをしたら会社がつぶれますよ」と答えることにしています。そんなことをしたら、真面目で、仕事熱心で、献身的で、責任感が強い、おおいに会社のためになってくれる人が入ってこなくなるからです。

とはいえ、われわれ研究チームのメンバーは、入社試験にかぎらず、ＳＩＴＨ－１検査が広く利用されるようになってほしいとも考えています。ＳＩＴＨ－１陽性であることを早期発見して、過度なストレスをかけないようにすることで、うつ病の発症を予防できると考えるからです。ただし、そのためには、ＳＩＴＨ－１陽性者に対する偏見が生じないように啓蒙活動をすることも必要になってくるでしょう。

結局、疲労もＳＩＴＨ－１も、長い進化の過程を経て私たちに備わったものであり、そういうものは下手に改造しようとしてもうまくいかないようです。

ダーウィンは、その書簡の中でこう言っています。

いかなる痛みや苦しみも、長く続くとうつ病を引き起こし、行動力を低下させる。しかし、うつ病は、巨大あるいは突然の悪からわれわれの身を守るための適応なのです。

自身がうつ病だったためかもしれませんが、うつ病は必要なものであると、ダーウィンは明言しているのです。

私もここまでの研究の結論として、ダーウィンの考えに賛成せざるをえないと考えています。疲労やうつ病とは、発症のメカニズムや、そもそもなぜそのようなものがあるのかを理解して、うまくつきあっていくのが正解なのではないかと思っています。

6-2 空想科学的SITH-1論

ここからは、SITH-1と人類の未来ということについて、さらに考察を加えさせていただきます。これまでの完全に科学的な話からは少し逸脱しますが、私がこの研究で最も楽しいと思っている部分ですので、おつきあいいただけると幸いです。

ヒトはなぜSITH-1と共存してきたのか

これまでにもときどきふれてきましたが、進化論的に考えるならば、SITH-1という遺伝子がＨＨＶ－６の中で進化し、存続するためには、ＳＩＴＨ－１がＨＨＶ－６の生存にとって有利な働きをするものでなければなりません。

また、ＨＨＶ－６はヒトに潜伏感染するウイルスなので、ヒトの数が増えて寿命も長くなることが、結局、ＨＨＶ－６の生存を保証することになります。ということは、ＳＩＴＨ－１はヒトの生存にも有利な性質を持っていると考えられます。

この点については、うつ病について述べた第3章で、ストレス社会になる前の古い時代では、ＳＩＴＨ－１によってストレスが亢進することがヒトの生存にとって有利だったのではないかという話をしました。

しかし、ここまでみてきたように、ＳＩＴＨ－１には脳内炎症を亢進させるという働きがあります。この現象は、ヒトの生存に有利だったとはあまり考えられません。

ヒトには脳内炎症を起こしやすくなるという不利を抱えてでも、ＳＩＴＨ－１を持ったＨＨＶ－６と共存せざるをえない特別な理由があったのではないかと、われわれは考えています。

その理由とは何でしょうか？

ここからは、サイエンス・フィクション（ＳＦ）的な見方もまじえて考えたいと思います。

ヒトの生存に有利だったかどうかを考えるには、ヒトが地球上に出現してから現在までの歴史を見る必要があります。すなわち、約20万年前から現在までです。そのような歴史の記録は、どこに残っているのでしょうか？

一つは、化石です。最近の人類学では、化石からネアンデルタール人の遺伝子を調べることも可能になり、ホモ・サピエンスについても、約20万年前に出現して以来、どのようにして生き延びてきたのかが、くわしく調べられるようになってきました。

もう一つは、聖書です。聖書は、年代や記述の正確さはともかくとして、人類の歴史にはこんなことがありましたといった伝説の宝庫とも考えられます。この場合、それは『旧約聖書』と『新約聖書』であり、さらにはユダヤ教の聖書の記述も参考になると思います。聖書を信仰する人の中には、聖書の記述はすべて実際にあったことだと考えている人もいます。

では、これらを手がかりにしながら、ＳＩＴＨ－１が人類の歴史に与えた影響をみていきましょう。ＳＦ的な想像力も働かせていきますが、解説されている内容はすべて科学的に根拠があるものですので、ご安心を。

ホモ・サピエンスとネアンデルタール人の生存競争

われわれは、ＳＩＴＨ－１の影響が、化石記録の中のネアンデルタール人とホモ・サピエンスの生存競争に見えると考えています。

まず、化石記録による人類の歴史をみていきましょう。

「人類」といえる種は、700万年前に出現したサヘラントロプス・チャデンシスから現生人類（ホモ・サピエンス）まで100種類以上が出現しましたが、現在まで残っているのはホモ・サピエンスだけだとされています。

他の人類はすべて滅びてしまったのですが、ネアンデルタール人は生息していたときの状況がくわしく調べられています。

ネアンデルタール人がいつ出現したのかはよくわかっていませんが、少なくとも30万年前にはいたと考えられています。同じころに存在したホモ・サピエンスは残って、ネアンデルタール人は絶滅したということです。

最近の研究で、ネアンデルタール人とホモ・サピエンスは、近隣に住み、交配していたこともわかっています。そして両者の間では、文字通りの生存競争が行われ、しかも化石記録から、戦闘も行われたと考えられています。では、なぜネアンデルタール人だけが絶滅したのでしょうか。その理由について、かつては、ネアンデルタール人のほうがホモ・サピエンスより劣っていたから、と説明されていました。

ところが、化石をくわしく調べると、ネアンデルタール人のほうが体も脳も大きいことがわかってきました。

しかも、DNAを調べた結果、ネアンデルタール人とホモ・サピエンスとの交配は、ネアンデルタール人の男性とホモ・サピエンスの女性との間で行われ、生まれた子供はホモ・サピエンスの集団に残ったことがわかっています。これは、ネアンデルタール人がホモ・サピエンスの集落を襲ってホモ・サピエンスの女性を妊娠させたことを意味すると考えられます。

これらから考えると、ネアンデルタール人のほうが劣っていたために絶滅したわけではなさそうです。

ただ、これについては、ダーウィンの進化論でいう「自然淘汰」とは、子供を残せるかどうかで決まるので、生殖能力においてネアンデルタール人のほうが劣っていたために絶滅したのではないかと考える人もいます。

しかし、この考えは間違っていると思います。なぜなら、ネアンデルタール人とホモ・サピエンスは、直接に武力衝突をするような隣接した環境で生存競争をしていたので、どちらが子供をたくさん産めるか、などというのんびりしたことは言っていられなかったと考えられるからです。いくら子供をたくさん産んでも、弱いほうの子供は殺されてしまうとしたら意味がありません。

では、両者の明暗を分けたものは何だったのでしょうか？

化石記録に表れている両者の違いは、集団の大きさです。ネアンデルタール人の集落が比較的小さいものしかなかったのに対し、ホモ・サピエンスは大きな集落をつくっていました。

それもホモ・サピエンスは、約7万年前に、急に大きな集落をつくり、ネアンデルタール人を攻撃しはじめたとする説が有力視されているのです。どうしてホモ・サピエンスは突然、攻撃的になったのでしょう？

ネアンデルタール人を滅ぼしたのはSITH－1のダークサイドの力か

私は、この理由は、約7万年前にホモ・サピエンスがSITH－1を獲得したことにあるのではないかと考えています。

SITH－1を産生するHHV－6は、もともとはサルの仲間に存在するウイルスだったとされています。これは現在のHHV－6ではなく、HHV－6の祖先です。

このHHV－6の祖先が、ホモ・サピエンスの社会に入り込んだのが7万年前だったと想像されるのです。

現在でも、もともと動物に感染していたウイルスが、ヒトの社会に入り込んで定着するという例は普通に見られます。ＡＩＤＳウイルスがその例です。これと同様に、サルに感染していたＨＨＶ－６の祖先が、たまたまホモ・サピエンスに感染し、ホモ・サピエンスの集団に定着したのだと想像できます。

しかも、ＨＨＶ－６は親子間や家族内で感染するので、ホモ・サピエンスの集団の中だけで広がっていき、隣接していたネアンデルタール人の集団には広がらなかったと考えられます。

７万年前にホモ・サピエンスに起こった攻撃性の変化は、非常に短時間でホモ・サピエンスの集団に広がっていますので、通常の進化のメカニズムである遺伝子変異と自然淘汰では、とても説明ができません。ウイルスによって、急速に広がったと考えるのが自然です。

では、ホモ・サピエンスに広がったＨＨＶ－６がもたらしたＳＩＴＨ－１は、何をしたのでしょう？

すでにお話ししたようにＳＩＴＨ－１は、ＨＰＡ軸の亢進や脳内炎症を介してうつ病の原因となるのですが、ＳＩＴＨ－１マウスを観察すると、もう一つの機能があることがわかります。それは、不安の亢進です。

第３章末の「ＳＩＴＨ－１発見物語」で、「ＳＩＴＨ－１」というネーミングは偶然にも、この遺伝子の性質を鋭く表していたとお話ししましたが、ここでその種明かしをします。「不安」はうつ病患者の症状としてよく見られるものですが、うつ症状とは独立した症状として考えられています。

それでは、不安が亢進すると、ヒトにどのような影響を与えるのでしょう？

われわれは、その答えは映画『スター・ウォーズ』に登場するヨーダの名言にあると考えています。この言葉です。

恐れはダークサイドに通じる。恐れは怒りに、怒りは憎しみに、憎しみは苦痛へ。

『スター・ウォーズ』では主人公のアナキン・スカイウォーカーが、「恐れ」にとらわれたためにＳＩＴＨのダークサイドに落ちて、怒りと憎しみを抱き、それによって強い力を得ます。

われわれは、ＨＨＶ‐６の感染によってＳＩＴＨ‐１を獲得した人類にも、これと同様のことが起きたと考えています。ＳＩＴＨ‐１によって不安が亢進することで、怒りと憎しみ、そして強い力を得たのではないかということです。

７万年前以降、ホモ・サピエンスは、それまで体力・知力で押されていたネアンデルタール人に対して、反転攻勢をかけます。

ネアンデルタール人の集落は概《おおむ》ね小さいものばかりなので、ホモ・サピエンスの集団攻撃には耐えられません。しかも、ホモ・サピエンスはSITH－1の力でダークサイドに落ちているので、ネアンデルタール人を完全な敵とみなし、容赦なく皆殺しにしていったのです。

結局、ネアンデルタール人は、3万年前には地球上から姿を消してしまいました。

ホモ・サピエンスが滅ぼした人類は、ネアンデルタール人だけではありません。その前には、「デニソワ人」と呼ばれる人類を滅ぼしています。

また、マンモスを滅ぼしたのもホモ・サピエンスだといわれています。

このSITH－1によるホモ・サピエンスの変化が、聖書では、人類の始祖であるアダムとイブが神の意向に反して「知恵の実」を食べて「原罪」を背負った物語として描かれているのではないでしょうか。

「原罪」とは、「神に逆らう」という罪で、あらゆる生の苦しみを与えられるとされています。SITHのダークサイドについてのヨーダの言葉とは、最後に「苦痛」に至るところが似ています。

また、アダムが犯した罪は、全人類に性交によって遺伝したとされています。これは、SI

ＴＨ－１が親子感染や家族内感染によってすべてのホモ・サピエンスに広がったことと類似しています。

アダムの罪がすべてのホモ・サピエンスの親から子に伝わったという話は、アダムとリリスの物語としても伝わっています。本来は、アダムはイブと結婚して子孫を残すはずだったのに、悪魔のリリスと結婚してしまい、罪を背負った子供であるリリンの子孫を増やしてしまった、というのです。

これも、悪魔のリリスは最初にサルからホモ・サピエンスに感染したＨＨＶ－６の祖先であり、リリンは親からＨＨＶ－６とＳＩＴＨ－１を受け継いだホモ・サピエンスの子孫であると考えれば、ＳＩＴＨ－１によるホモ・サピエンスの変化をよく表していると思います。

人類の原点回帰か

では、聖書にはこの続きはどのように書かれているのでしょう？

『新約聖書』では、大祭司としてのイエス・キリストが十字架に磔《はりつけ》となって、自分自身を犠牲として捧げることによって決定的な「贖罪《しょくざい》」がなされ、それが永遠に有効なものとなったとされています。12人の使徒の見守るなか、キリストがロンギヌスの槍に貫かれて命を落とす場面です。

はたして、この贖罪のエピソードも、HHV－6やSITH－1とホモ・サピエンスとの間に起こった現実のできごとがモチーフになっているのでしょうか？

以下は、私の仮説です。もはやSFそのものと思われるかもしれませんが――。

鍵となるのは、第5章のコラム（「2つのHHV－6」）で紹介した、HHV－6のもう一つの種であるHHV－6Aです。

HHV－6Aは、SITH－1を持たないHHV－6です。

通常のHHV－6（すなわちHHV－6B）は、サルに接種しても増殖しないのに対し、HHV－6Aはサルでも増殖します。

これは、HHV－6Aがヒトに完全には順応していないこと、つまり、通常のHHV－6よりもあとからホモ・サピエンスに感染しはじめたことを示唆しています。

ただ、HHV－6Aの水平感染の力、すなわち親子以外の他人への感染力は非常に強く、たとえばすべてのヒトが通常のHHV－6に感染しているような集団にも、あとから入り込んで、通常のHHV－6と置き換わってしまいます。

そして、HHV－6Aが集団に入り込むと、通常のHHV－6によって獲得されたSITH

－１は、消えてしまうのです。

ＳＩＴＨ－１が消えることは「知恵の実」＝「原罪」の消失であり、それはすなわち「贖罪」を意味します。リリスの子孫となっていた人類が、本来のアダムの子孫に置き換わると言い換えることもできます。

はたして、実際にそんなことは起きたのでしょうか？

現在も私たちの体にＳＩＴＨ－１が残っているところをみると、『新約聖書』にあるように決定的な「贖罪」がなされて、永遠に有効なものとなった、ということはなかったようです。しかし、アフリカ大陸の中部以南においては、第５章のコラムでお話ししたように、ＨＨＶ－６Ａが広がっていて、ＳＩＴＨ－１を持つ通常のＨＨＶ－６はいません。

おそらく、ＳＩＴＨ－１を持ったホモ・サピエンスが世界中に広がり、ホモ・サピエンス以外の人類をすべて絶滅させたあとに、アフリカではサルからホモ・サピエンスにＨＨＶ－６Ａが広がり、ＳＩＴＨ－１が失われていったのだと思います。それは、ホモ・サピエンスが原点に帰っていくことを意味していたといえるでしょう。

しかし、ＨＨＶ－６Ａは感染力が強いうえに脳炎などを生じる致死的なウイルスですので、当時のホモ・サピエンスには原点回帰どころか、とんでもない疫病が押し寄せてきたと感じられたでしょう。アフリカから逃げ出したホモ・サピエンスも多かったのだろうと思います。

ひょっとすると、モーゼのアフリカ大陸脱出の話は、このＨＨＶ－６Ａの出現をもとにした伝説なのかもしれません。

しかし結局、このインパクトはアフリカ大陸にとどまり、すべてのホモ・サピエンスの救済には至りませんでした。

ＳＩＴＨ－１を失わなかったホモ・サピエンスの子孫は、ヨーロッパ、アジア、南北アメリカ、オーストラリアと世界中に広がっています。

そして人類は、いまもダークサイドの力に操られているかのように争いを続け、核の恐怖や侵略戦争などに苦しめられているのです。

第6章のポイント

- 疲労そのものをなくそうとすることは危険である。ＳＩＴＨ－１や、うつをなくそうとすることも得策ではない。
- 人類は疲労やうつとうまくつきあっていくしかない。

おわりに

さて皆さん、「疲労とはなにか」について、おわかりいただけたでしょうか？

「はじめに」でお話ししたように、「疲労を科学的に扱う」という試みは、まだようやく始まったばかりです。それでも、疲労を科学的に扱うとはどういうことか、疲労の問題を解決すると健康上のどのような問題が解決するのか、といったことについての、最先端の研究のおよその様子は紹介させていただけたと思っています。

この本の結論を簡単に表現すると、「疲労とは脳の炎症である」ということになると思います。そして、脳の炎症がどのようなメカニズムで生じるのかについても、従来の常識をくつがえす結果が得られたことを説明しました。

これまでも末梢組織の炎症については、心臓や血管の障害、糖尿病、肥満などの生活習慣病や、アレルギー、がんなどの疾患と関係することが知られており、そのメカニズムも含めて多くの研究が行われてきました。それに比べて、脳の炎症については、そもそもそれがどのように生じるのかが不明だったために、研究が遅れています。

しかし、これまでにお話ししたように脳の炎症は、うつ病、慢性疲労症候群、そして新型コロナ後遺症など、多くの疾患の原因となっています。今後は、脳の炎症が発生するメカニズムとともに、脳の炎症による疾患発症のメカニズムについても、さらに解明を進めていかなくてはなりません。

ところで、この本には「疲労」のほかにもう一つ、「裏テーマ」とでもいうべきものがありました。

それは「ウイルス」です。

ヒトの体のことはウイルスが教えてくれる、ということを、ここまで読んでくださった皆さんもおわかりいただけたのではないでしょうか。

私がウイルスに興味を持ちはじめたころは、ウイルス研究によってがん遺伝子が発見されるという成果をあげた余韻が残っており、ウイルスを研究すると、それまで不明だった疾患の原因や治療法が解決できると期待されていた時期でした。

この期待感はやがて、ヒトの全ゲノムの解読にとって代わられることとなりましたが、幸か不幸か、ゲノム解読はやや期待はずれな結果に終わりましたので、再びウイルスの時代が来るのではないかと個人的には考えています。

疲労のメカニズムやうつ病の原因を解明していくというわれわれの仕事も、もともとはヒトの体内に潜伏しているヘルペスウイルスＨＨＶ－６の研究をきっかけに始まったものであり、そこから脳内炎症を引き起こす遺伝子ＳＩＴＨ－１の発見につながったのでした。

ＨＨＶ－６のほかにも、私たちの体には40～50種類ものウイルスが潜伏していると考えられます。これらを研究していくことによって、ヒトの生命現象や疾患の研究がさらに進んでいくことでしょう。

私は何かを研究するときにはまず、問題を根本から掘り返して、そこから見えてきた疑問を解決することを心がけています。

この「問題を根本から掘り起こす」というアプローチのしかたを私は、ブルーバックスから学ばせていただいたと思っています。私は小学生のころからのブルーバックスのファンで、おそらくこれまでに２００冊以上は読ませていただいています。

いつかは自分もブルーバックスを書いてみたいと思っていましたので、講談社ブルーバックス出版部の山岸浩史さんから執筆のお誘いをいただいたときには、一も二もなく引き受けさせていただきました。本書を企画してくださった山岸さんにはこの場をお借りして御礼を申し上げます。

本書で紹介した疲労、うつ病、新型コロナ後遺症に関する研究は、多くの方々のご協力によって成し遂げることができたものです。

とくに東京慈恵会医科大学の先生方、日本疲労学会の先生方には、多くの共同研究を通じてご指導いただきました。心より御礼申し上げます。

また、多くの企業の方々にも応援をいただきました。とくに日本たばこ産業、総医研ホールディングスの皆様には共同研究などで多大な応援をいただきました。心より感謝しております。

そして何より、本研究は東京慈恵会医科大学・ウイルス学講座の仲間の力なくしては、まったく成立していないものです。ここにあらためて記載し、感謝の意を表します。

２０２３年11月

近藤一博

1 HHV-7による疲労測定 P25

客観的な疲労の測定には、ヒトヘルペスウイルス7（HHV-7）を利用することもできます。

HHV-7はHHV-6にとてもよく似たウイルスで、HHV-6と同様に、突発性発疹の原因となります。

仕事の疲労をHHV-6で測定した場合と、HHV-7で測定した場合とを比較したものが、補足図1です。被検者を週の労働時間が40時間以下の人と40時間より長い人に分け、それぞれの唾液中のHHV-6の量とHHV-7の量を示しています。

どちらのウイルスの遺伝子量も、残業の「ある／なし」に反応して変化していることがわかりますが、縦軸の目盛りを見ていただくと、HHV-7のほうが、HHV-6よりも二桁多い量が出ていることが見てとれます。

このことは、実際に疲労の測定を行う際には、HHV-7のほうがHHV-6よりも簡単に測定できる可能性を示しています。これがHHV-7による測定法の優れた点です。

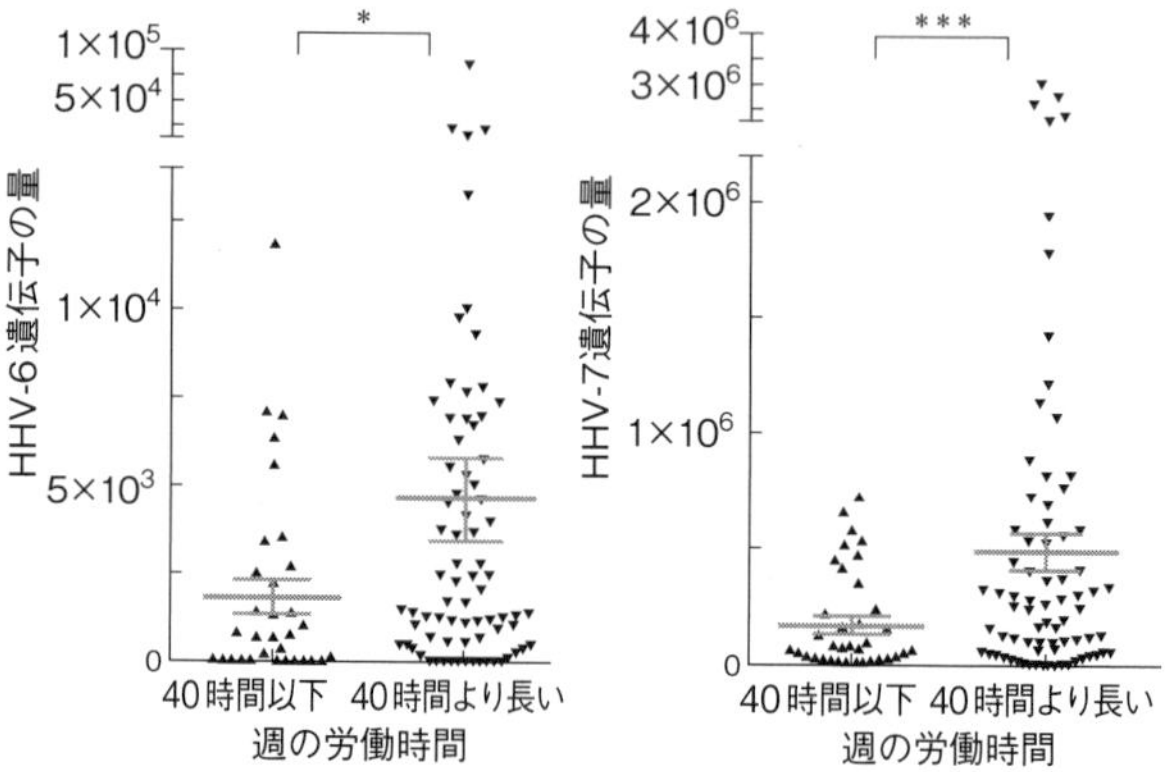

補足図1 HHV-6とHHV-7による疲労測定の比較

被検者を週の労働時間が40時間以下と40時間より長い人に分けた場合の、唾液中のHHV-6の量とHHV-7の量を示した（リアルタイムPCR法によるウイルスの遺伝子量の測定値）。ともに、残業のあるなしといった程度の疲労負荷に反応して変化しているが、縦軸の目盛りを見るとHHV-7はHHV-6よりウイルスの量が二桁多い

HHV－7のウイルス量のほうが多い理由は、HHV－6ではeIF2αリン酸化によって再活性化したウイルスが唾液中に直接出てくるのに対して、HHV－7では再活性化したウイルスがいったん体内で増幅されてから唾液中に出てくるためと考えられます。このため、HHV－6は1週間程度の疲労に、HHV－7はより長い1ヵ月程度の疲労に反応して増加します。

ただ、HHV－7の潜伏感染と再活性化のメカニズムは、HHV－6ほどには明らかになっていません。再活性化したあと体内で増殖してから唾液中に出てくる、という説明にしても、あくまでも状況証拠から得られた仮説です。このため本書では、メカニズムがはっきりしているHHV－6のほうをもとに解説していきました。

ちなみにHHV－7もHHV－6と同様に再活性化量には個人差がありますので、疲労について測定した値は絶対値ではなく、疲労負荷の前後で疲労度がどう変化したかを測定するのに用いるのが正しい使い方です。

2 eIF2αのリン酸化が疲労を引き起こすメカニズムのもう少しくわしい説明 P42

eIF2αがリン酸化されていないときと、リン酸化されているときとで、発現するタンパク質が変化することを説明しましたが、どうしてそうなるのか、メカニズムが気になる方もいらっしゃるかもしれませんので補足しておきます。

eIF2αリン酸化に反応してできるタンパク質のmRNAは、1つのmRNAに2つ以上のタンパク質がコードされています。

コードされているタンパク質は、リボソームによって、最初のタンパク質合成シグナルAUG（Aはアデニン、Uはウラシル、Gはグアニン）から読み取られて、タンパク

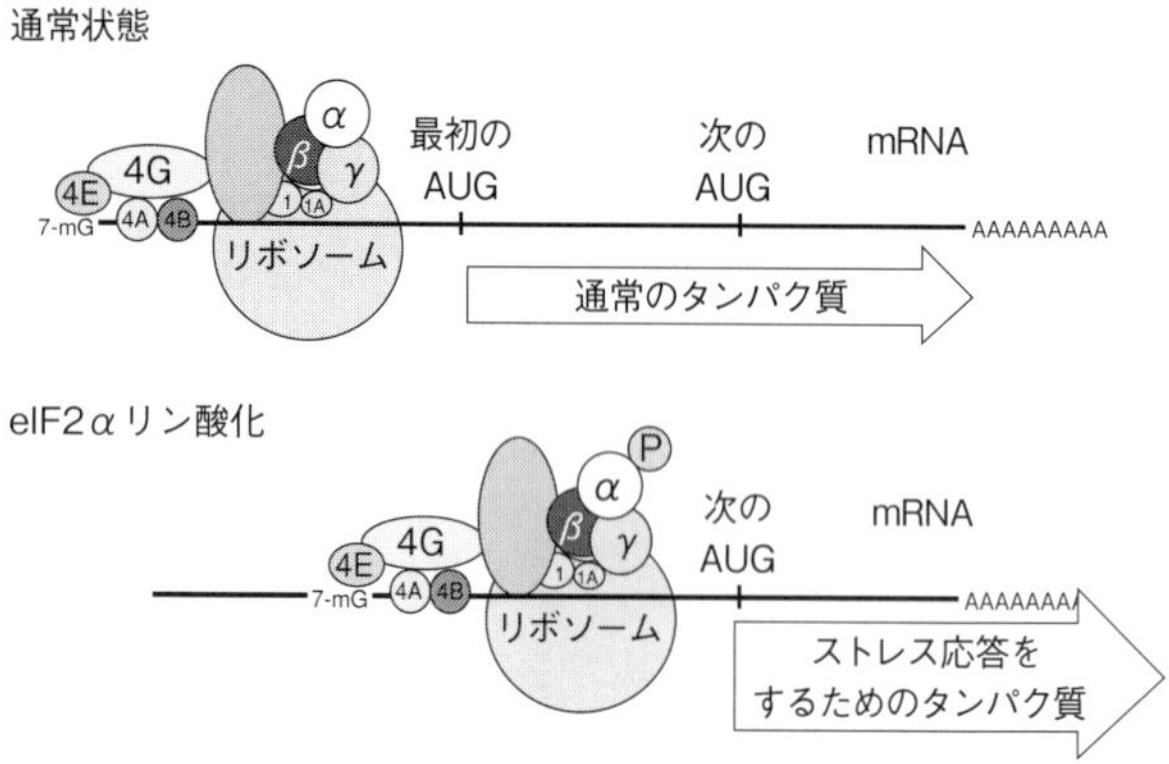

補足図2 **eIF2αリン酸化による制御のしくみ**

eIF2αリン酸化によってストレス応答タンパク質（炎症性サイトカイン、アポトーシス誘導タンパク質など）が産生されるメカニズム。eIF2αリン酸化に反応できるタンパク質のmRNAは、一つのmRNAに2つ以上のタンパク質がコードされている。コードされているタンパク質は、リボソームによって最初のタンパク質合成シグナルAUGからつくられるが、eIF2αがリン酸化されるとこの制御が甘くなり、最初のAUGを読み忘れて次のAUGからタンパク質をつくるようになる

質になります。しかしeIF2αがリン酸化されると、この制御が甘くなって、最初のAUGを読み忘れて、次のAUGからタンパク質をつくってしまいます。

タンパク質を構成するアミノ酸は、4種類の塩基（A、U、G、C）のうちの3個で一つのアミノ酸をコードするようになっていますので、最初のAUGと次のAUGの間に3の倍数の塩基がある時は、できて

くるタンパク質はあまり変化しません。

しかし、間にある塩基が3の倍数でない場合は、最初のAUGから始まったタンパク質と次のAUGから始まったタンパク質では、まったく違うものがつくられてしまいます。

実際には、eIF2αリン酸化の影響を受けるようなタンパク質では、最初のAUGからつくられるタンパク質は機能を持たないダミーのタンパク質であることが多く、eIF2αがリン酸化されて、次のAUGから意味のあるタンパク質がつくられはじめる場合が多いようです。

疲労の場合は、このeIF2αリン酸化によってつくられるタンパク質は、ATF4という炎症性サイトカインの発現やアポトーシスを誘導する働きのあるタンパク質です。ちなみに、eIF2αリン酸化によって最初のAUGが読みとばされることで、通常のタンパク質発現が阻害されるという現象は、後ろにeIF2αリン酸化によって発現するタンパク質がコードされていなくても起こります。したがって、eIF2αリン酸化によって通常のタンパク質の産生が阻害されて細胞機能が障害されるという現象は、多くのタンパク質にみられます。

3 「大うつ病」という疾患名

P99

うつ病は米国精神医学会の診断基準であるDSM-5によると「抑うつ障害群」として分類されます。「大うつ病」は、その一部の疾患を指す疾患名です。

うつ病の原因は、過労やストレスなどの環境因と、遺伝を含む内因に大別されます。古い分類では、前者を反応性うつ病、後者を内因性うつ病と表現していました。「大うつ病」と表記した場合は、内因性うつ病を思い浮かべる専門家の先生も多く、本書でおもに取り扱う過労やストレスによって生じるうつ病とは離れてしまう危険性があります。このため、本書ではカバーする範囲の広い「うつ病」という用語を用い、内因、環境因を含めて原因を議論しています。

ま行

や行

ら行

アルファベット

た行

な行

は行

さくいん

N.D.C.498　254p　18cm

ブルーバックス　B-2248

疲労《ひろう》とはなにか

すべてはウイルスが知っていた

2023年12月20日　第1刷発行
2024年8月1日　第7刷発行

著者　近藤一博《こんどうかずひろ》
発行者　森田浩章
発行所　株式会社講談社
〒112-8001　東京都文京区音羽2-12-21
電話　出版　03-5395-3524
販売　03-5395-4415
業務　03-5395-3615
印刷所　(本文印刷) 株式会社新藤慶昌堂
(カバー表紙印刷) 信毎書籍印刷株式会社
製本所　株式会社国宝社

定価はカバーに表示してあります。

ISBN978－4－06－534385－2

発刊のことば

科学をあなたのポケットに

　二十世紀最大の特色は、それが科学時代であるということです。科学は日に日に進歩を続け、止まるところを知りません。ひと昔前の夢物語もどんどん現実化しており、今やわれわれの生活のすべてが、科学によってゆり動かされているといっても過言ではないでしょう。

　そのような背景を考えれば、学者や学生はもちろん、産業人も、セールスマンも、ジャーナリストも、家庭の主婦も、みんなが科学を知らなければ、時代の流れに逆らうことになるでしょう。

　ブルーバックス発刊の意義と必然性はそこにあります。このシリーズは、読む人に科学的に物を考える習慣と、科学的に物を見る目を養っていただくことを最大の目標にしています。そのためには、単に原理や法則の解説に終始するのではなくて、政治や経済など、社会科学や人文科学にも関連させて、広い視野から問題を追究していきます。科学はむずかしいという先入観を改める表現と構成、それも類書にないブルーバックスの特色であると信じます。

一九六三年九月　　野間省一